미국의

연명의료결정

DECIDING TO WITHDRAW OR CONTINUE LIFE-SUSTAINING TREATMENT IN THE UNITED STATES: LAWS AND GUIDELINES

미국의 연명의료결정

DECIDING TO
WITHDRAW OR CONTINUE
LIFE-SUSTAINING TREATMENT
IN THE UNITED STATES: LAWS AND GUIDELINES

2016년 1월 10일 1판 1쇄 인쇄
2016년 1월 20일 1판 1쇄 발행

옮긴이 | 장원경 · 유지영 · 유수정
펴낸이 | 김진환
펴낸곳 | **정담미디어 · (주) 학지사**
04031 서울특별시 마포구 양화로 15길 20 마인드월드빌딩
대표전화_ 02-330-5188 팩스_ 02-326-0338
등 록 | 2010년 2월 8일 제313-2010-36호
메 일 | jdmpub@jdmpub.com
홈페이지 | http://www.jdmpub.com

ISBN 978-89-6069-517-7 93510

가 격 | 17,000원

※ 이 책의 원고는 2012년 정부(교육부)의 재원으로 한국연구재단의 지원을 받아 수행된 연구(NRF-2012S1A5B8A03034450)의 도움을 받았습니다.

• 역자와의 협약으로 인지는 생략합니다.
※ 정담미디어는 학지사의 자매회사입니다.

미국의
연명의료결정

장원경 유지영 유수정 공역

DECIDING TO WITHDRAW OR CONTINUE LIFE-SUSTAINING TREATMENT

IN THE UNITED STATES: LAWS AND GUIDELINES

정담미디어

역자소개

장원경 이화여자대학교 스크랜튼학부 교수

유지영 한림대학교 한강성심병원 응급의학과 교수

유수정 이화여자대학교 생명윤리정책협동과정 박사학위과정 수료

서문

최근 우리나라에서는 병원에서 임종을 맞이하는 환자의 수가 많아지고 연명의료 기술이 발전하면서, 임종기 진료결정에 관한 사항이 사회적 관심사로 등장하게 되었다. 특히 대법원이 2009년 5월 21일 '세브란스 김 할머니 사건'으로 알려진 2009다17417 판결에서 환자가 회복불가능한 사망의 단계에 이른 경우에 연명의료의 중단이 허용될 수 있다는 논지의 판단을 한 이후, 연명의료 중단을 제도화하기 위한 사회적 논의가 시작되었다. 2012년에는 「생명윤리 및 안전에 관한 법률」에 의한 대통령위원회인 국가생명윤리심의위원회가 연명의료 중단 제도화와 관련하여 '무의미한 연명치료중단 제도화 논의를 위한 특별위원회'를 구성하였다. 특별위원회는 연명의료와 관련된 쟁점 사안에 대하여 합의한 내용을 중심으로 2013년 6월 18일 국가생명윤리심의위원회에 최종 권고를 제출하였다.

특별위원회는 최종 권고에서 연명의료 중단에 관한 환자의 의사 확인 방법을 (1)환자에게 명시적 의사가 있는 경우, (2)환자의 의사를 추정할 수 있는 경우, (3)환자의 명시적 의사 표시도 없고 환자의 의사도 추정할 수 없는 경우로 나누어 제시하였다. 그리고 환자에게 명시적 의사가 있는지 여부를 확인하는 방법으로 (1-1)환자가 의사와 함께 작성한 연명의료계획서(Physician Order for Life-Sustaining Treatment, POLST) 또는 (1-2)환자가 작성한 사전의료의향서(Advance Directives, AD)와 담당의사(또는 병원윤리위원회)의 확인을 제안하고 있다.

2009년 이후 여러 의료기관 및 생명윤리, 사회복지 관련 기관에서 사전의료의향서 또는 사전의료지시서 등을 개발하여 제공하고 있지만, 관련 용어 및 형식 등이 통일되어 있지 않고 사전의료의향서에 포함되어야 할 내용에 대한 사회적 합의도 이루어지지 않은 상황이다. 또한 환자가 의사와 함께 작성하는 미국의 연명의료계획서 제도는 우리나라에 소개만 되어있을 뿐 연명의료계획서의 작성 방법 및 시기 등 제도 운영과 관련된 구체적인 쟁점에 관한 논의는 부족한 실정이다. 따라서 이 책의 역자들은 연명의료 중단 제도화 논의에 실질적으로 참고가 될 만한 미국의 연방법과 주법, 사전지시 관련 자료, 연명의료계획서 관련 자료를 번역하여 발간하기로 하였다.

이 책의 원고는 한국연구재단이 중점연구소로 지정한 이화여자대학교 생명의료법연구소의 지원을 받아 이루어졌다. 번역에 참여한 역자들은 법학, 윤리학, 의학 전공자들로, 제1장은 장원경 교수(이화여자대학교 스크랜튼학부), 제2장은 유수정 연구원(이화여자대학교 생명윤리정책협동과정 박사학위과정 수료), 제3장은 유지영 교수(한림대학교 한강성심병원 응급의학과)가 번역하였다. 연명의료 관련 법 및 사전지시, 연명의료계획서 관련 자료의 번역에는 법학, 윤리학, 의학 지식이 복합적으로 요구되었기 때문에, 번역 작업은 역자들 사이에 긴밀한 의견 교환 및 상호 간의 검토 과정을 거쳐서 진행되었다.

이 책에 사용된 핵심적인 용어 중 '연명의료'는 'Life-Sustaining Treatment'를 번역한 것이다. 'Treatment'라는 영어 단어는 국어로 '치료'라고 번역되나 'Life-Sustaining Treatment'를 '연명치료'가 아닌 '연명의료'로 번역한 것은 특별위원회의 권고에 따른 것으로, '치료'라는 용어는 흔히 반드시 시행되어야 하는 의료행위로 이해되기 때문에 '치료 중단'이라고 할 경우에 비윤리적으로 생각될 위험이 있어 '치료'라는 용어 대신에 '의료'라는 용어를 사용하였다. 'Advanced Directives (AD)'는 관련 문헌에서 '사전의료의향서', '사전지시서', '의료지시서', '사전지시', '사전의료지시' 등으로 번역되고 있다. 이 책에서는 연명의료와 관련된 환자의 지시 자체를 의미한다는 점에서 '사전지시'라는 용어를 사용하였고, 문맥에 따라 환사의 사전지시에 관한 '문서'를 의미하는 경우에만 '사전지시서'라는 용어로 번역하였다. 특별위원회는 'Physician Orders for Life-Sustaining Treatment (POLST)'라는 영어 단어를 '연명의료계획서'라고 언급하였다. 그러나 특별위원회의 권고에 제시된 연명의료계획서 제도와 미국의 POLST 제도의 구체적인 내용이 일치하는 것은 아니기 때문에, 이 책에서는 'Physician Orders for Life-Sustaining Treatment'를 '연명의료에 대한 의사 지시'로 번역하거나 축약어 그대로 'POLST'라는 용어를 사용하였다.

또한 연명의료 중단의 결정을 환자 본인이 대리인에게 위임하는 의료대리인의 지정과 관련하여 'Power of Attorney for Health Care'는 '(본인이 의식을 잃으면 효력을 상실하는) 의료대리인 지정에 관한 위임장'을 의미하고, 'Durable Power of Attorney for Health Care'는 '본인이 의식을 잃더라도 효력이 유지되는 의료대리인 지정에 관한 위임장'을 의미한다. 따라서 'Power of Attorney for Health Care'라는 영어 단어는 '의료대리인 지정 위임장'으로 번역하고, 'Durable Power of Attorney for Health Care'라는 영어 단어는 '지속적인 의료대리인 지정 위임장'으로 번역하는 것을 원칙으로 하였다. 그러나 경우에 따라서 'Power of Attorney'라는 영어 단어가 대리인 지정에 관한 '문서'를 의미하기도 하고, 대리인 지정 '제도'를 의미하기도 하고, 대리권을 지닌 '대리인'을 의미하기도 하고, '대리권' 그 자체를 의미하기도 하였기 때문에 문맥을 살펴 국어로 그 의미가 적절히 전달될 수 있도록 번역하였다.

이 책을 토대로 우리나라에서의 연명의료 중단 제도화 관련 논의가 풍성해지고, 임종기의 환자와 담당의사뿐만 아니라 사회 전체가 기꺼이 수용할 수 있는 법이 제정되기를 바란다. 그리고 이 책이 나올 수 있도록 지원해주신 이화여자대학교 법학전문대학원 김현철, 최경석, 배현아 교수님, 의학전문대학원 권복규 교수님, 그리고 정담미디어출판사 편집부 관계자들에게 진심으로 감사의 말씀을 드린다.

2015년 12월
역자 대표 장원경

목차

1

연명의료 관련 미국의 연방법과 주법

(1) 연방 환자자기결정법

(2) 통일의료결정법

(3) 워싱턴 주 자연사법

(1) 연방 환자자기결정법(Federal Patient Self Determination Act, 1990)

개요

연명의료를 거부할 수 있는 권리에 관한 연방법인 환자자기결정법은 1990년에 미국의 연방 의회에서 일괄예산조정법(Omnibus Budget Reconciliation Act of 1990)의 일부로 통과되어, 1991년 12월 1일부터 효력이 발휘되었다. 이 법에 따르면, 연방의 노인의료보험 또는 사회보장에 관한 기금의 보조를 받는 모든 의료기관은 성인 환자가 입원할 때 또는 성인 환자에게 의료를 제공하기 시작할 때 치료를 거부할 수 있는 환자의 권리 및 사전지시의 작성 등에 대하여 반드시 알리도록 하고 있다. 연방 환자자기결정법은 보건의료 및 복지와 관련된 연방법의 내용 중 노인의료보험 및 사회보장에 관한 부분을 개정하는 방식으로 제정되었다. 따라서 1990년에 제정된 연방 환자자기결정법의 내용은 본문에 번역된 내용과 같으나, 연방 환자자기결정법에 제시된 내용에 따라 미국 연방법의 해당 부분을 확인한다면 사전지시의 작성 및 연명의료를 거부할 수 있는 환자의 권리가 보장되고 있는 방식에 대하여 조금 더 총괄적으로 이해할 수 있을 것이다.

제4206장 환자에게 영향을 미치는 의료결정에 참여하고 지시할 환자의 권리의 실행을 보장하기 위하여 노인의료보험 제공자(medicare provider)에 관한 합의사항

<< 42 USC § 1395cc >>

(a) 전반적으로

항목1866(42 U.S.C. 1395cc)을 [다음과 같이] 개정한다.

(1) 세부항목(a)(1)[를 다음과 같이 수정한다.]

(A) 세부문단(O)의 마지막 부분의 "그리고"를 삭제한다.

(B) 세부문단(P)의 마지막 부분의 마침표를 삭제하고, "그리고"를 추가한다.

(C) 세부문단(P) 뒤에 다음의 새로운 세부문단을 추가한다.

(Q) 병원, 전문적인 요양시설, 가정 건강관리 기관, 호스피스 프로그램의 경우에 (사전지시에 관한 서면 정책과 절차를 지키는 것과 관련하여) 세부항목(f)의 요건을 준수한다.

(2) 세부항목(e) 뒤에 다음의 새로운 세부항목을 추가한다.

(f)(1) 세부항목(a)(1)(Q), 항목1819(c)(2)(E), 1833(r), 1876(c)(8), 1891(a)(6)의 목적에 따라, 본 세부항목의 요건은 서비스 제공자 또는 (경우에 따라서) 미리 지급을 받았거나 자격이 있는 기관이 이러한 제공자 또는 기관에서 의학적 치료를 받는 모든 성인인 개인에 관한 서면 정책과 절차를 지키게 하려는 것이다.

(A) 이러한 각각의 개인에게 다음에 관한 서면 정보를 제공한다.

(i) 의학적 또는 외과적 치료에 동의하거나 거절할 수 있는 권리와 (문단 (3)에 규정된) 사전지시를 할 수 있는 권리를 포함하여, (법으로 정한 것이든지 주 법원에 의하여 인정된 것이든지 간에) 주법상의 이러한 의학적 치료에 관한 결정을 내릴 수 있는 개인의 권리

(ii) 이러한 권리의 실행에 관한 제공자 또는 기관의 서면 정책

(B) 개인이 사전지시를 작성하였는지 여부에 관하여 개인의 의무기록에 문서화한다.

(C) 개인이 사전지시를 작성하였는지 여부에 기초하여 의료의 제공을 조건화하거나 또는 다른 방식으로 개인을 차별하여서는 안 된다.

(D) 제공자 또는 기관의 시설에서 사전지시에 관한 (법으로 정한 것이든지 주 법원에 의하여 인정된 것이든지 간에) 주법상의 요건의 준수를 확실히 한다.

(E) 사전지시와 관련된 사안에 대하여 (개별적으로 또는 집단적으로) 직원들과 공동체에 대한 교육을 제공한다.

세부문단(C)는 사전지시와 상충되는 의료의 제공을 요구하는 것으로 해석되어서는 안 된다.

(2) 문단(1)(A)에 제시된 서면 정보는 성인인 개인에게 제공된다.

(A) 병원의 경우, 개인이 입원 환자로 입원하는 때

(B) 전문적인 요양시설의 경우, 개인이 거주자로 입소하는 때

(C) 가정[방문] 건강관리 기관의 경우, 개인이 기관의 의료를 받기 시작하기 전에

(D) 호스피스 프로그램의 경우, 프로그램에서 개인이 호스피스 의료를 첫 번째로 받은 때

(E) (항목1876(b)에 규정된) 자격이 있는 기관이거나 항목1833(a)(1)(A)에 따라 지급을 받은 기관의 경우, 개인이 기관에 등록한 때

(3) 본 세부항목에서, '사전지시(advance directive)'라는 용어는 개인이 무능력하게 되었을 때 이러한 의료의 제공에 관하여 (법으로 정한 것이든지 또는 주 법원에 의하여 인정된 것이든지 간에) 주법에 따라 인정된, 생전유언 또는 지속적인 의료대리인 지정 위임장과 같은 서면 지시를 의미한다.

(b) 미리 지급을 받은 기관에의 적용

<< 42 USC § 1395mm >>

(1) 자격이 있는 기관–이 법(42 U.S.C. 1395mm(c))의 항목1876(c)은 마지막 부분에 다음의 새로운 문단을 추가하는 것으로 개정한다.

(8) 본 항목에 따른 계약은 자격이 있는 기관이 (사전지시에 관한 서면 정책과 절차를 지키는 것에 관한) 항목1866(f)의 요건을 충족할 것을 규정한다.

<< 42 USC § 13951 >>

(2) 다른 미리 지급을 받은 기관–이 법(42 U.S.C. 13951)의 항목1833은 마지막 부분에 다음의 새로운 세부항목을 추가하는 것으로 개정한다.

(r) 장관은 기관이 (사전지시에 관한 서면 정책과 절차를 지키는 것에 관한) 항목1866(f)의 요건을 충족한다는 충분한 확약을 장관에게 제시하지 않는 한, 기관에 관한 세부항목 (a)(1)(A)에 따른 지급을 제공하지 않을 수 있다.

<< 42 USC §§ 1395l nt, 1395cc NOTE, 1395mm nt >>

(c) 주법에 미치는 영향

세부항목(a)와 (b)의 어떠한 내용도 양심상 사전지시를 실행할 수 없는 의료기관 또는 이러한 의료기관의 행위자가 양심에 기초하여 반대하는 것을 허용하는 주법의 적용을 금지하는 것으로 해석되어서는 안 된다.

(d) [다음과 같이] 개정을 확정함

<< 42 USC § 1395i–3 >>

(1) 이 법(42 U.S.C. 1395i–3(c)(1))의 항목1819(c)(1)은 마지막에 다음의 새로운 하위문단을 추가하는 것으로 개정한다.

(E) 사전지시에 관한 정보-전문적인 요양시설은 (사전지시에 관한 서면 정책과 절차를 지키는 것에 관한) 항목1866(f)의 요건을 준수하여야 한다.

<< 42 USC § 1395bbb >>

(2) 이 법(42 U.S.C. 1395bbb(a))의 항목1891(a)는 마지막에 다음을 추가하는 것으로 개정한다.
(6) 기관은 (사전지시에 관한 서면 정책과 절차를 지키는 것에 관한) 항목1866(f)의 요건을 준수한다.

(e) 발효일

<< 42 USC §§ 1395i-3 NOTE, 1395cc nt, 1395bbb nt >>

(1) 세부항목(a)와 (d)에 의하여 이루어진 개정은 이 법이 제정된 날로부터 1년이 지난 첫 번째 달의 첫 번째 날이나 또는 그 이후에 제공되는 서비스에 관하여 적용된다.

<< 42 USC §§ 1395l NOTE, 1395mm nt >>

(2) 세부항목(b)에 의하여 이루어진 개정은 이 법이 제정된 날로부터 1년이 지난 첫 번째 달의 첫 번째 날에 사회보장법(Social Security Act) 항목1876에 따른 계약과 항목 1833(a)(1)(A)에 따른 지급에 적용된다.

제4751장 의료 지원에 관한 주 계획에서 사전지시의 요건

<< 42 USC § 1396a >>

(a) 전반적으로

본 장의 항목4401(a)(2), 4601(d), 4701(a), 4711(a), 4722가 개정됨에 따라, 항목 1902(42 U.S.C. 1396a(a))을 [다음과 같이] 개정한다.

(1) 세부항목(a)[를 다음과 같이 수정한다.]
(A) 문단(55)의 마지막 부분의 "그리고"를 삭제한다.

(B) 문단(56)의 마지막 부분의 마침표를 삭제하고, "그리고"를 추가한다.

(C) 문단(56)의 뒤에 다음의 새로운 문단을 추가한다.
(57) 계획에 따라서 보조금을 받는 (항목1903(m)(1)(A)에 규정된) 병원, 요양시설, 가정 의료 또는 개인적인 보살핌 서비스의 제공자, 호스피스 프로그램, 건강관리 기관은 세부항목(w)의 요건을 준수하여야 한다고 규정한다.
(58) 국가 기관, 협회 또는 다른 사설 비영리 기관을 통하여 주는 세부항목(w)의 요건에 따라 제공자 또는 기관에 의하여 배포될 사전지시에 관한 (법으로 정한 것이든지 또는 주 법원에 의하여 인정된 것이든지 간에) 주법의 서면 해설서를 작성한다고 규정한다."

(2) 마지막에 다음의 새로운 세부항목을 추가한다.
(w)(1) 세부항목(a)(57), 항목1903(m)(1)(A)와 1919(c)(2)(E)의 목적에 따라, 본 세부항목의 요건은 (경우에 따라서) 제공자 또는 기관이 이러한 제공자 또는 기관에서 의학적 치료를 받는 모든 성인인 개인에 관한 서면 정책과 절차를 지키게 하려는 것이다.
(A) 이러한 각각의 개인에게 다음에 관한 서면 정보를 제공한다.
(i) 의학적 또는 외과적 치료에 동의하거나 거절할 수 있는 권리와 (문단(3)에 규정된) 사전지시를 할 수 있는 권리를 포함하여, (법으로 정한 것이든지 또는 주 법원에 의하여 인정된 것이든지 간에) 주법상의 이러한 의학적 치료에 관한 결정을 내릴 수 있는 개인의 권리
(ii) 이러한 권리의 실행에 관한 제공자 또는 기관의 서면 정책
(B) 개인이 사전지시를 작성하였는지 여부에 관하여 개인의 의무기록에 문서화한다.
(C) 개인이 사전지시를 작성하였는지 여부에 기초하여 의료의 제공을 조건화하거나 또는 다른 방식으로 개인을 차별하여서는 안 된다.
(D) 사전지시에 관한 (법으로 정한 것이든지 또는 주 법원에 의하여 인정된 것이든지 간에) 주법상의 요건의 준수를 확실히 한다.
(E) 사전지시와 관련된 사안에 대하여 (개별적으로 또는 집단적으로) 직원들과 공동체에 대한 교육을 제공한다.

세부문단 (c)는 사전지시와 상충되는 의료의 제공을 요구하는 것으로 해석되어서는 안 된다.

(2) 문단 (1)(A)에 제시된 서면 정보는 성인인 개인에게 제공된다.

(A) 병원의 경우, 개인이 입원 환자로 입원하는 때

(B) 요양시설의 경우, 개인이 거주자로 입소하는 때

(C) 가정[방문] 의료 또는 개인적인 보살핌 서비스의 제공자의 경우, 개인이 제공자의 의료를 받기 시작하기 전에

(D) 호스피스 프로그램의 경우, 프로그램에서 개인이 호스피스 의료를 첫 번째로 받은 때, 그리고

(E) 건강관리 기관의 경우, 개인이 기관에 등록한 때

(3) 본 항목의 어떠한 내용도 양심상 사전지시를 실행할 수 없는 의료기관 또는 이러한 의료기관의 행위자가 양심에 기초하여 반대하는 것을 허용하는 주법의 적용을 금지하는 것으로 해석되어서는 안 된다.

(4) 본 세부항목에서, '사전지시'라는 용어는 개인이 무능력하게 되었을 때 이러한 의료의 제공에 관하여 (법으로 정한 것이든지 또는 주 법원에 의하여 인정된 것이든지 간에) 주법에 따라 인정된, 생전유언 또는 지속적인 의료대리인 지정 위임장과 같은 서면 지시를 의미한다.

(b) [다음과 같이] 개정을 확정함

<< 42 USC § 1396b >>

(1) 항목1903(m)(1)(A) (42 U.S.C. 1396b(m)(1)(A))을 다음과 같이 개정한다.

(A) 첫 번째 나오는 "which" 다음에 "항목1902(w)의 요건을 충족시킨다"를 추가한다.

(B) 두 번째 나오는 "which" 다음에 "항목1902(a)의 요건을 충족시킨다"를 추가한다.

<< 42 USC § 1396r >>

(2) 이 법(42 U.S.C. 1396r(c)(2))의 항목1919(c)(2)는 마지막에 다음의 새로운 세부문단을 추가하는 것으로 개정한다.

(E) 사전지시에 관한 정보–요양시설은 (사전지시에 관한 서면 정책과 절차를 지키는 것에 관한) 항목1902(w)의 요건을 준수하여야 한다.

<< 42 USC §§ 1396a NOTE, 1396b nt, 1396r nt >>

(c) 발효일

본 항목에 의하여 이루어진 개정은 이 법이 제정된 날로부터 1년이 지난 첫 번째 달의 첫 번째 날이나 또는 그 이후에 제공되는 서비스에 관하여 적용된다.

<< 42 USC § 1396a NOTE >>

(d) 공공 교육 캠페인

(1) 전반적으로-장관은 본 항목이 제정된 날로부터 6개월 이내에, 사전지시를 작성할 수 있는 선택권과 의료결정에 참여하고 지시할 환자의 권리에 관하여 공공에 알리는 전국적인 캠페인을 개발하고 실행한다.

(2) 정보의 개발과 배포-장관은 공공과 의료계, 법조계에 의학적 또는 외과적 치료에 동의하거나 거절할 수 있는 권리를 포함하여 의료에 관한 결정을 할 수 있는 개인의 권리와 사전지시의 존재에 관하여 알리기 위하여, 본 항목의 요건에 따라 제공자에 의하여 전국적으로 배포될 정보 전달을 위한 자료를 개발하거나 승인한다.

(3) 주에 지원 제공-장관은 본 항목의 요건에 따라 제공자에 의하여 배포될 주별 자료를 개발하는 데 있어서 적절한 주의 공공 기관, 협회 또는 다른 사설 기관을 지원한다. 장관은 또한 본 항목의 요건에 따라 배포될 자료의 사본이 제공자에게 확실히 제공될 수 있도록 적절한 주의 공공 기관, 협회 또는 다른 사설 기관을 지원한다.

(4) 장관의 의무-장관은 사회보장연금 수령인들에게 이러한 정보에 관한 우편물을 발송하고, 노인의료보험 안내서에 본 항목의 규정에 관한 내용을 추가한다.

(2) 통일의료결정법(Uniform Health-Care Decisions Act)

개요

통일의료결정법은 주법의 통일성을 높이기 위하여 1892년에 설립된 비법인 비영리 사단인 통일법위원회(Uniform Law Commission)가 1993년에 발표한 연명의료를 거부 또는 중단할 수 있는 환자의 권리 및 사전의료지시, 의료대리인 지정에 관한 위임장 등에 관한 모델 주법이다. 통일의료결정법은 주별로 사전의료지시의 효력, 지속적인 의료대리인 지정 위임장의 범위 등에 있어 상당한 차이가 있는 상황에서 사전의료지시의 이행 및 지속적인 의료대리인 지정 위임장의 행사에 통일성을 기하기 위하여 제안되었다. 즉, 한 주에서 그 주의 법에 따라 사전의료지시를 한 개인이 다른 주로 이동한 경우에, 주법의 차이로 인하여 사전의료지시가 이행될 수 없는 상황이 발생하지 않도록 통일법위원회는 통일의료결정법을 발표하고 각 주에 이 법의 채택을 권유하고 있다. 통일의료결정법은 주 의회에서 통과된 경우에 한하여, 효력을 지니는 주법으로 기능하게 된다. 통일의료결정법을 채택한 대표적인 주로는 캘리포니아 주, 델라웨어 주, 하와이 주, 메인 주, 미시시피 주, 뉴멕시코 주가 있다.

* 번역된 본문의 〈 〉는 각 주 의회에서 적절한 용어로 대체할 수 있도록 통일의료결정법에 [ ]로 표시된 내용이다.

제1조 정의

본 〈법〉에서 [사용하는 용어의 뜻은 다음과 같다.]

(1) "사전의료지시(advance health-care directive)"는 의료에 관한 개인의 지시 또는 대리인 지정에 관한 위임장을 의미한다.

(2) "대리인(agent)"은 권한을 부여한 개인을 대신하여 의료결정을 내릴 수 있는, 의료대리인 지정에 관한 위임장에 지정된 사람을 의미한다.

(3) "의사능력(capacity)"은 중대한 이득, 위험, 제시된 의료에 대한 대안을 이해하고, 의료결정을 내리고 의사소통할 수 있는 개인의 능력을 의미한다.

(4) “후견인(guardian)”은 개인을 위하여 의료결정을 내릴 수 있는 권한을 지닌, 법원에서 지정한 후견인 또는 관리인을 의미한다.

(5) “의료(health care)”는 개인의 신체적 또는 정신적 상태를 유지하고, 진단하고 또는 다른 어떠한 방식으로든지 영향을 미치는 치료, 처치, 서비스, 시술을 의미한다.

(6) “의료결정(health-care decision)”은 [다음의 내용을] 포함하여, 개인의 의료에 관하여 이루어진 개인 또는 개인의 대리인, 후견인 또는 통일의료결정법상의 대리인의 결정을 의미한다.
(i) 의료 제공자와 기관의 선택 및 해고
(ii) 진단검사, 수술, 약물요법 및 소생술 금지 지시의 승인 또는 불승인
(iii) 인공영양공급, 수액공급 및 모든 다른 형태의 의료의 제공, 보류, 중단에 관한 지시

(7) “의료기관(health-care institution)”은 일상적으로 의료를 제공하기 위하여 허가를 받았거나, 면허를 교부받았거나, 법에 따라 그 이외의 다른 방식으로 인가나 허가를 받은 기관, 시설 또는 단체를 의미한다.

(8) “의료 제공자(health-care provider)”는 일상적으로 또는 전문적인 업무로 의료를 제공하기 위하여 허가를 받았거나, 면허를 교부받았거나, 법에 따라 그 이외의 다른 방식으로 인가나 허가를 받은 개인을 의미한다.

(9) “개인 지시(individual instruction)”는 개인을 위한 의료결정에 관한 개인의 지시를 의미한다.

(10) “사람(인)(person)”은 개인, 법인, 사업신탁, 부동산, 신탁, 합자회사, 협회, 합작투자, 정부, 정부의 하부조직, 기관, 대행기관 또는 다른 법적 또는 영리 단체를 의미한다.

(11) “의사(physician)”는 〈적절한 법〉에 따라 의료 행위 〈또는 접골요법〉을 수행할 수 있는 권한을 지닌 개인을 의미한다.

(12) “의료대리인 지정에 관한 위임장(power of attorney for health care)”은 권한을 부여한 개인을 대신하여 의료결정을 내릴 수 있는 대리인을 지정하는 것을 의미한다.

(13) “1차 진료 의사(primary physician)”는 개인의 의료에 주된 책임을 지는 개인 또는 개인의 대리인, 후견인 또는 통일의료결정법상의 대리인에 의하여 지정된 의사, 또는 이러한 지정이 없거나 지정된 의사가 합리적으로 의료행위가 가능하지 않은 경우에 이러한 책임을 지는 의사를 의미한다.

(14) “합리적으로 행위가 가능한 것(reasonably available)”은 과도한 노력 없이도 쉽게 연락이 가능하고 환자의 의료 필요성의 긴급함을 고려하여 적절한 방식으로 행위할 의사가 있고 그렇게 할 수 있는 능력도 있음을 의미한다.

(15) “주(state)”는 미국 연방의 주, 컬럼비아 특별구, 푸에르토리코 연방국 또는 미국 연방의 관할권에 속한 영토 또는 섬을 의미한다.

(16) “감독 의료 제공자(supervising health-care provider)”는 1차 진료 의사 또는 1차 진료 의사가 없거나 1차 진료 의사가 합리적으로 의료행위가 가능하지 않은 경우에 개인의 의료에 관하여 주된 책임을 지는 의료 제공자를 의미한다.

(17) “통일의료결정법상의 대리인(surrogate)”은 이 〈법〉에 따라서 환자를 위하여 의료결정을 내릴 수 있는 권한을 부여받은 환자의 대리인 또는 후견인이 아닌 개인을 의미한다.

제2조 사전의료지시

(a) 성인 또는 미성년자가 아닌 자는 개인 지시를 할 수 있다. 지시는 구두 또는 서면이 될 수 있다. 지시는 구체적으로 명시된 상황이 발생한 경우에만 효력을 지니는 것으로 제한될 수 있다.

(b) 성인 또는 미성년자가 아닌 자는, [환자] 본인이 의사능력을 지니고 있다면 내렸을 의료결정에 관한 권한을 대리인에게 부여하는 의료대리인 지정에 관한 위임장을 작성할 수 있다. 이러한 대리권은 서면으로 작성한 후 [환자] 본인이 서명하여야 한다. 대리권은 이후에 [환자] 본인이 의사무능력 상태가 되더라도 효력을 지니며, 개인 지시를 포함할 수 있다. [환자] 본인과 혈연, 혼인 또는 입양 관계에 있지 않는 한, 본

인이 치료를 받고 있는 〈장기간 거주 형태의 의료기관〉의 소유자, 운영자, 또는 고용인은 대리인이 될 수 없다.

(c) 의료대리인 지정에 관한 위임장에 다르게 명시되어 있지 않는 한, 대리인의 권한은 [환자] 본인이 의사능력을 상실하였다는 결정이 있는 경우에만 유효하며, [환자] 본인이 의사능력을 회복하였다는 결정이 있는 경우에는 효력이 중단된다.

(d) 서면 사전의료지시에 다르게 명시되어 있지 않는 한, 개인이 의사능력을 상실 또는 회복하였다는 결정 또는 개인 지시나 대리인의 권한에 영향을 미치는 또 다른 조건이 존재하는지 여부에 대한 결정은 1차 진료 의사에 의하여 이루어져야 한다.

(e) 대리인은 [환자] 본인의 개인 지시가 존재한다면, 본인의 개인 지시와 대리인이 알고 있는 범위 내에서 본인의 바람에 따라 의료결정을 하여야 한다. 만약에 [환자] 본인의 개인 지시가 존재하지 않는다면, 대리인은 자신의 판단에 따라 [환자] 본인의 최선의 이익을 위한 결정을 하여야 한다. [환자] 본인의 최선의 이익을 결정하는 데 있어서 대리인은 자신이 알고 있는 범위 내에서 [환자] 본인의 개인적인 가치를 고려하여야 한다.

(f) [환자] 본인을 위한 대리인의 의료결정은 사법상의 승인 없이 유효하다.

(g) 서면 사전의료지시에는 개인의 후견인 지정을 포함시킬 수 있다.

(h) 사전의료지시가 이 〈법〉에 따른다면, 이 〈법〉의 목적상 언제 또는 어디에서 작성되었고 통지되었는지에 상관없이 유효하다.

제3조 사전의료지시의 철회

(a) 개인은 서명한 서면 또는 감독 의료 제공자에 대한 개별 통지만으로 대리인 지정을 철회할 수 있다.

(b) 개인은 대리인 지정을 제외한 사전의료지시의 전부 또는 일부를 언제든지 어떠한 철회 의사를 통지하는 방식으로라도 철회할 수 있다.

(c) 철회를 통지받은 의료 제공자, 대리인, 후견인 또는 통일의료결정법상의 대리인은 즉시 철회의 사실을 감독 의료 제공자와 환자가 치료를 받고 있는 의료기관에 알려야 한다.

(d) 법원의 결정이나 의료대리인 지정에 관한 위임장에 다르게 명시되어 있지 않는 한, 혼인의 무효, 이혼, 혼인의 해소, 법적 별거에 관한 법원의 결정은 이전의 배우자를 대리인으로 한 지정을 철회한다.

(e) 이전의 사전의료지시와 상충되는 사전의료지시는 상충되는 범위에서 이전의 지시를 철회한다.

제4조 선택적인 서식

다음의 서식은 반드시는 아니지만, 사전의료지시를 작성하는 데 이용될 수 있다. 본 법의 다른 조항은 사전의료지시를 작성하는 데 이용된 다음 서식의 내용 또는 그 이외의 다른 내용의 효력을 좌우한다. 개인은 다음의 서식의 전부 또는 일부를 작성하거나 수정할 수 있다.

사전의료지시

설명

당신은 당신의 의료에 관한 지시를 할 수 있는 권리를 지니고 있습니다. 당신은 또한 당신을 위하여 의료결정을 할 다른 사람을 지정할 권리도 지니고 있습니다. 이 서식은 당신이 이러한 권리 중 하나 또는 모두를 행사할 수 있게 하는 것입니다. 또한 이 서식은 장기기증과 1차 진료 의사의 지정에 관한 당신의 바람을 표현하게 할 것입니다. 만약에 당신이 이 서식을 사용한다면, 서식의 전부 또는 일부를 작성하거나 수정할 수 있습니다. 당신이 다른 서식을 사용하여도 무방합니다.

이 서식의 제1장은 의료대리인 지정에 대한 것입니다. 제1장은 만약에 당신이 스스로 결정을 할 수 없게 되거나 의사능력이 있더라도 다른 사람이 당신을 위하여 이러한 결정을 내리기를 바라는 경우에, 당신을 위한 의료결정을 내릴 대리인으로 다른 개인을 지정할 수 있게 할 것입니다. 당신은 또한 첫 번째 대리인이 당신을 위하여 기꺼이 결정을 할 의사가 없거나 결정할 능력이 없거나 합리적으로 행위가 가능하지 않을 때, 당신을 위하여 행위할 대체 대리인을 지정할 수 있습니다. 당신과 관계가 없는 한, 당신의 대리인이 당신이 치료를 받고 있는 [장기간 거주 형태의 의료기관]의 소유자, 운영자 또는 고용인이 될 수는 없을 것입니다.

당신이 서명을 한 서식이 당신의 대리인의 권한을 제한하지 않는 한, 당신의 대리인은 당신을 위한 모든 의료결정을 내릴 수 있습니다. 이 서식에는 당신이 당신의 대리인의 권한을 제한할 수 있는 칸이 마련되어 있습니다. 만약에 당신이 당신의 대리인이 내리게 될 모든 의료결정에 의지하고자 한다면, 당신은 당신의 대리인의 권한을 제한할 필요가 없습니다. 만약에 당신이 당신의 대리인의 권한을 제한하지 않기로 선택하였다면, 당신의 대리인은 다음의 권리를 지니게 될 것입니다.

(a) 신체적 또는 정신적 상태를 유지하고, 진단하고 또는 다른 어떠한 방식으로든지 영향을 미치는 치료, 처치, 서비스, 시술에 동의하거나 동의를 거절할 권리
(b) 의료 제공자와 기관을 선택하거나 해고할 권리
(c) 진단검사, 수술, 약물요법 및 소생술 금지 지시를 승인하거나 불승인할 권리
(d) 인공영양공급, 수액공급 및 모든 다른 형태의 의료의 제공, 보류, 중단을 지시할 권리

이 서식의 제2장은 당신이 당신의 의료 측면에 관한 구체적인 지시를 할 수 있게 되어 있습니다. 진통제를 제공하는 것뿐만 아니라 인공영양과 수액을 공급하는 것을 포함하여, 당신을 살아있게 하는 처치의 제공, 보류 또는 중단에 관한

당신의 바람을 표현할 수 있는 선택지가 주어질 것입니다. 당신이 선택한 사항을 추가하거나 추가적인 바람을 기술할 수 있는 칸도 또한 주어질 것입니다.

이 서식의 제3장은 당신의 임종 후에 당신의 신체 장기와 조직을 기증하려는 의사를 표현할 수 있게 되어 있습니다.

이 서식의 제4장은 당신의 의료에 관하여 주된 책임이 있는 의사를 당신이 지정할 수 있게 되어 있습니다.

이 서식을 모두 작성한 후에 마지막으로 서식에 서명을 하고 날짜를 기입하십시오. 필수적인 것은 아니지만, 두 명의 다른 개인이 증인으로 서명하도록 요청할 것을 권고합니다. 서명이 있고 작성을 마친 서식의 사본을 당신의 의사, 기타 당신의 의료 제공자, 당신이 치료를 받고 있는 의료기관, 당신이 지정한 의료기관에 송부하십시오. 당신은 당신이 대리인으로 지정한 사람이 당신의 바람을 이해하였고 기꺼이 이러한 책임을 맡을지를 확실히 하기 위하여 그 사람과 의논하여야 합니다.

당신에게는 언제든지 이 사전의료지시를 철회하거나 이 서식을 교체할 권리가 있습니다.

제1장 의료대리인의 지정

(1) 대리인의 지정: 나는 다음의 개인을 나를 대신하여 의료결정을 내리는 대리인으로 지정합니다.

(당신이 대리인으로 선택한 개인의 이름) ____________________

(주소) ____________________

(집 전화번호) ____________________

(직장 전화번호) ____________________

선택사항: 만약에 내가 나의 대리인의 권한을 철회하거나 나의 대리인이 나를

위하여 기꺼이 결정을 할 의사가 없거나 결정할 능력이 없거나 합리적으로 행위가 가능하지 않다면, 나는 나의 첫 번째 대체 대리인으로 다음의 개인을 지정합니다.

(당신이 첫 번째 대체 대리인으로 선택한 개인의 이름) ____________________

(주소) ____

(집 전화번호) ____

(직장 전화번호) ____

선택사항: 만약에 내가 나의 대리인과 첫 번째 대체 대리인의 권한을 철회하거나 두 사람 모두 나를 위하여 기꺼이 결정을 할 의사가 없거나 결정할 능력이 없거나 합리적으로 행위가 가능하지 않다면, 나는 나의 두 번째 대체 대리인으로 다음의 개인을 지정합니다.

(당신이 두 번째 대체 대리인으로 선택한 개인의 이름) ____________________

(주소) ____

(집 전화번호) ____

(직장 전화번호) ____

(2) 대리인의 권한: 나의 대리인은 내가 다음에 서술하는 것만 제외하고, 인공영양공급, 수액공급 및 나를 살아있게 하는 모든 다른 형태의 의료의 제공, 보류, 중단에 관한 결정을 포함하여, 나를 위한 모든 의료결정을 내릴 권한을 지니고 있습니다.

(제외되는 의료결정)

____

____

(필요한 경우에는 별지를 붙이도록 하세요.)

(3) 대리인의 권한이 발효되는 시기: 나의 대리인의 권한은 내가 다음의 칸에 표시하지 않는 한, 나의 1차 진료 의사가 내가 스스로 의료결정을 내릴 수 없다고 결정하는 때에 효력이 발생합니다. 만약에 내가 다음의 칸에 표시를 하였다면 [ ], 나를 대신하여 의료결정을 내리는 나의 대리인의 권한은 즉시 효력이 발생합니다.

(4) 대리인의 의무: 나의 대리인은 의료대리인 지정에 관한 위임장, 내가 이 서식의 제2장에 지시한 사항, 대리인이 아는 범위에서 기타 나의 바람에 따라 나를 대신하여 의료결정을 내려야 합니다. 나의 바람을 알지 못하는 경우에, 나의 대리인은 나의 최선의 이익이라고 판단되는 것에 따라 나를 대신하여 의료결정을 내려야 합니다. 나의 최선의 이익을 결정할 때, 나의 대리인은 대리인이 아는 범위에서 나의 개인적인 가치를 고려하여야 합니다.

(5) 후견인의 지정: 만약에 법원에서 나를 위하여 나의 후견인을 지정하여야 한다면, 나는 이 서식에 지정한 대리인을 추천합니다. 만약에 대리인이 후견인으로 행위할 의사가 없거나 행위할 수 없거나 합리적으로 행위가 가능하지 않다면, 나는 내가 지정한 순서로 내가 지정한 대체 대리인을 추천합니다.

제2장 의료에 관한 지시

만약에 당신의 대리인이 당신의 생을 마감하는 결정에서 당신을 위한 최선이 무엇인지를 결정하도록 하는 것에 당신이 만족한다면, 서식의 이 부분을 작성할 필요가 없습니다. 만약에 당신이 서식의 이 부분을 작성하였다면, 당신은 당신이 원하지 않는 어떠한 용어도 삭제할 수 있습니다.

(6) 생을 마감하는 결정: 나는 나의 의료 제공자와 기타 나의 치료에 관련된 사람들이 내가 아래에 표시한 선택에 따라서 처치를 제공하거나 보류하거나 중단할 것을 지시합니다.

[ ] (a) 생을 연장하지 않는 선택

만약에 (i) 내가 비교적 단기간에 죽음에 이르게 되는 치유할 수 없는 비가역적 상태에 놓이거나, (ii) 내가 의식을 잃었는데 합리적인 정도의 의학적 확신으로 의식을 회복할 수 없거나, (iii) 처치의 예상되는 위험과 부담이 예측된 이득보다 크다면, 나는 나의 생이 연장되는 것을 원하지 않습니다.

[ ] (b) 생을 연장하는 선택

나는 일반적으로 수용된 의료 기준의 한계 내에서 가능한 길게 나의 생이 연장되기를 원합니다.

(7) 인공영양공급 및 수액공급: 내가 다음의 칸에 표시하지 않는 한, 내가 문단 (6)에서 한 선택에 따라 인공영양과 수액이 공급되거나 보류되거나 중단되어야 합니다. 만약에 내가 다음의 칸에 표시를 하였다면 [ ], 나의 상태와 내가 문단 (6)에서 한 선택에 관계없이, 인공영양과 수액이 공급되어야 합니다.

(8) 통증의 경감: 내가 다음의 칸에 서술하는 것만 제외하고, 나는 고통과 불편감을 경감시키는 처치가 나의 죽음을 앞당긴다고 하더라도 항상 이러한 처치가 제공되기를 지시합니다.

(9) 다른 바람: (만약에 당신이 위의 어떠한 선택사항에도 동의하지 않고 당신만의 선택을 기술하고 싶거나 만약에 당신이 위에 주어진 지시사항에 첨언하고 싶다면, 여기에서 할 수 있습니다.) 나는 다음을 지시합니다.

____

____

(필요한 경우에는 별지를 붙이도록 하세요.)

제3장 임종 시 장기기증

(선택사항)

(10) 나의 죽음에 직면하여 (적절한 칸에 표시하시오.)

[ ] (a) 나는 필요한 모든 장기, 조직 또는 일부분을 기증합니다.

[ ] (b) 나는 [아래에 서술한] 장기, 조직 또는 일부분만을 기증합니다.

____

(c) 나의 기증은 다음의 목적으로 이루어진 것입니다(다음의 사항 중 당신이 원하지 않는 것을 지우십시오).

(i) 이식
(ii) 치료
(iii) 연구
(iv) 교육

제4장 1차 진료 의사

(선택사항)

(11) 나는 다음의 의사를 나의 1차 진료 의사로 지정합니다.

(의사의 이름) ______________________________________

(주소) ______________________________________

(전화번호) ______________________________________

선택사항: 내가 위에 지정한 의사가 나의 1차 진료 의사로 행위할 의사가 없거나 행위할 수 없거나 합리적으로 행위가 가능하지 않다면, 나는 다음의 의사를 나의 1차 진료 의사로 지정합니다.

(의사의 이름) ______________________________

(주소) ______________________________

(전화번호) ______________________________

(12) 사본의 효력: 이 서식의 사본은 원본과 동일한 효력을 지니고 있습니다.

(13) 서명: 여기에 서명하고 날짜를 기입하십시오.

(날짜) ______________________________

(서명) ______________________________

(당신의 이름) ______________________________

(주소) ______________________________

(선택사항) 증인의 서명

첫 번째 증인

(이름) ______________________________

(주소) ______________________________

(증인의 서명) ______________________________

(날짜) ______________________________

두 번째 증인

(이름) ______________________________

(주소) ______________________________

(증인의 서명) ______________________________

(날짜) ______________________________

제5조 통일의료결정법상의 대리인에 의한 결정

(a) 성인 또는 미성년이 아닌 환자가 1차 진료 의사로부터 의사능력이 상실되었다는 판정을 받았고 대리인 또는 후견인이 지정되어 있지 않거나 대리인 또는 후견인이 합리적으로 행위가 가능하지 않은 경우에, 통일의료결정법상의 대리인이 환자를 위한 의료결정을 할 수 있다.

(b) 성인 또는 미성년이 아닌 자는 감독 의료 제공자에게 개인적으로 통지하는 방식으로 통일의료결정법상의 대리인으로 행위할 개인을 지정할 수 있다. 이러한 지정이 없는 경우나 또는 지정된 사람이 합리적으로 행위가 가능하지 않은 경우에, 다음의 합리적으로 행위 가능한 환자의 가족이 아래에 제시된 우선순위에 따라 통일의료결정법상의 대리인으로 행위할 수 있다.

(1) 법적으로 별거 상태가 아닌 배우자

(2) 성인인 자녀

(3) 부모

(4) 성인인 형제 또는 자매

(c) 제(b)항에 따라 통일의료결정법상의 대리인으로 행위할 수 있는 개인 중 누구도 합리적으로 행위 가능하지 않은 경우에, 환자를 위하여 특별한 보살핌과 관심을 보였고 환자의 개인적인 가치를 잘 알고 있으며, 합리적으로 행위 가능한 성인이 통일의료결정법상의 대리인으로 행위할 수 있다.

(d) 통일의료결정법상의 대리인은 자신에게 부여된 권한에 관하여 실현 가능한 한 최대한으로 지체 없이, 합리적으로 연락할 수 있는 제(b)항에 명시된 환자의 가족 구성원에게 알려야 한다.

(e) 만약에 1명 이상의 가족 구성원에게 통일의료결정법상의 대리인으로 행위할 수 있는 권한이 부여되었고, 그들이 의료결정에 관하여 합의하지 못하고 있고, 이러한 사실이 감독 의료 제공자에게 통지된 경우에, 감독 의료 제공자는 자신에게 견해를 통지한 가족 구성원의 다수의 결정에 따라야만 한다. 만약에 의료결정에 관하여 가족 구성원

이 동일한 수로 반반 나뉘고, 감독 의료 제공자에게 이러한 사실이 통지된 경우에, 낮은 우선순위를 지닌 가족 구성원과 모든 개인에게서 이러한 결정을 할 수 있는 자격이 박탈된다.

(f) 통일의료결정법상의 대리인은 만약에 환자의 개인 지시가 존재한다면 환자의 개인 지시와 통일의료결정법상의 대리인이 알고 있는 범위 내에서 환자의 바람에 따라 의료결정을 하여야 한다. 만약에 환자의 개인 지시가 존재하지 않는다면, 통일의료결정법상의 대리인은 환자의 최선의 이익에 관한 자신의 판단에 따라 결정을 하여야 한다. 환자의 최선의 이익을 결정할 때, 통일의료결정법상의 대리인은 자신이 알고 있는 범위 내에서 환자의 개인적인 가치를 고려하여야 한다.

(g) 환자를 위한 통일의료결정법상의 대리인의 의료결정은 사법상의 승인 없이 유효하다.

(h) 개인은 자신의 가족 구성원을 포함하여 자신의 통일의료결정법상의 대리인으로 행위하고 있는 다른 사람을, 언제든지 서명한 서면이나 감독 의료 제공자에게 직접 자격 박탈을 알리는 방식으로 자격을 박탈할 수 있다.

(i) 환자와 혈연, 혼인 또는 입양 관계에 있지 않는 한, 환자가 치료를 받고 있는 〈장기간 거주 형태의 의료기관〉의 소유자, 운영자 또는 고용인은 통일의료결정법상의 대리인이 될 수 없다.

(j) 감독 의료 제공자는 환자를 위하여 통일의료결정법상의 대리인으로 행위할 권리를 지니고 있다고 주장하는 개인에게 주장하는 권한이 합리적으로 충분히 존재한다는 사실과 상황을 진술하는 내용의 서면 진술서를 제시하도록 요구할 수 있다. [이러한 서면 진술서가 사실이 아닌 경우에는] 위증죄의 처벌 대상이 된다.

제6조 후견인에 의한 결정

(a) 후견인은 피후견인의 개인 지시에 따라야 하고, 지정한 법원이 명시적으로 그러한 권한을 부여하지 않았다면 피후견인의 사전의료지시를 철회할 수 없다.

(b) 반대되는 법원의 명령이 없다면, 대리인의 의료결정이 후견인의 의료결정보다 우선한다.

(c) 피후견인을 위한 후견인의 의료결정은 사법상의 승인 없이 유효하다.

제7조 의료 제공자의 의무

(a) 감독 의료 제공자는 환자를 위하여 이루어진 의료결정을 이행하기 전에, 가능하다면 결정된 사항과 결정을 한 사람이 누구인지를 환자에게 즉시 알려야 한다.

(b) 사전의료지시의 존재, 사전의료지시의 철회, 통일의료결정법상의 대리인의 지정 또는 자격 박탈에 대하여 알고 있는 감독 의료 제공자는 환자의 진료기록에 그러한 사항을 즉시 기록하여야 한다. 그리고 만약에 그러한 사항이 서면으로 이루어졌다면, 감독 의료 제공자는 그 사본을 요청하고, 만약에 한 부가 제공되었다면, 진료기록에 그러한 사항을 준수하도록 준비를 하여야 한다.

(c) 환자가 의사능력을 상실하거나 회복하였다는 점 또는 개인 지시나 대리인, 후견인, 통일의료결정법상의 대리인의 권한에 영향을 미치는 다른 상황이 존재한다는 점에 대한 결정을 내렸거나 이러한 사항을 통지받은 1차 진료 의사는 환자의 의무기록에 이러한 결정을 즉시 기록하여야 하고, 환자에게, 그리고 가능하다면 환자를 위한 의료결정을 할 권한이 있는 사람에게 이러한 결정을 알려야 한다.

(d) 제(e)항과 제(f)항에 규정된 것을 제외하고, 의료 제공자 또는 환자에게 치료를 제공하는 기관은 [다음과 같이] 하여야 한다.
(1) 환자의 개인 지시와 환자를 대신하여 의료결정을 내릴 수 있는 권한을 지닌 사람의 이러한 지시에 대한 합리적인 해석에 따라야 한다.
(2) 환자를 대신하여 의료결정을 내릴 수 있는 권한을 지닌 사람에 의하여 이루어진 환자를 위한 의료결정에, 환자가 의사능력이 있을 때 한 결정과 동일한 정도로 따라야 한다.

(e) 의료 제공자는 양심상의 이유로 개인 지시 또는 의료결정에 따르는 것을 거부할 수 있다. 의료기관은 개인 지시 또는 의료결정이 명백히 양심상의 이유에 기초하고 있는 기관의 정책에 반대되는 경우에, 적절한 때에 환자 또는 환자를 위하여 의료결정을 내릴 수 있는 권한을 지닌 사람에게 이러한 정책을 고지하였다면, 개인 지시 또는 의료결정에 따르는 것을 거부할 수 있다.

(f) 의료 제공자 또는 기관은 의학적으로 효과가 없는 의료 또는 의료 제공자나 기관에 적용되는 일반적으로 인정된 의료 기준에 어긋나는 의료를 요구하는 개인 지시 또는 의료결정에 따르는 것을 거부할 수 있다.

(g) 개인 지시 또는 의료결정에 따르는 것을 거부한 의료 제공자 또는 기관은 [다음과 같이] 하여야 한다.
(1) 환자, 그리고 가능하다면 환자를 위하여 의료결정을 내릴 수 있는 권한을 지닌 사람에게 즉시 이러한 사실을 알려야 한다.
(2) 전원이 이루어질 때까지 환자에게 지속적인 치료를 제공하여야 한다.
(3) 환자 또는 환자를 위하여 의료결정을 내릴 수 있는 권한을 지닌 사람이 지원을 거절하지 않는다면, 즉각적으로 지시 또는 결정을 기꺼이 따를 의사가 있는 다른 의료 제공자 또는 기관으로 환자를 전원하는 것을 지원하기 위한 모든 합리적인 노력을 다하여야 한다.

(h) 의료 제공자 또는 기관은 의료를 제공하는 조건으로 사전의료지시의 작성 또는 철회를 요구하거나 금지할 수 없다.

제8조 의료 정보

사전의료지시에 다르게 명시되어 있지 않는 한, 환자를 대신하여 의료결정을 내릴 권한을 지닌 사람은 의학 정보 또는 기타 의료 정보의 공개를 요구하고, 수령하고, 검토하고, 복사하고, 동의할 환자와 동일한 권리를 지닌다.

제9조 면책

(a) 선의로 행위하였고, 의료 제공자 또는 기관에 적용되는 일반적으로 인정된 의료 기준에 따라 행위한 의료 제공자 또는 기관은 [다음으로 인하여] 민사상 또는 형사상 책임의 대상이 되지 않고 전문가답지 않은 행위로 인한 징계의 대상이 되지 않는다.
(1) 의료를 보류 또는 중단하는 결정을 포함하여, 환자를 대신하여 의료결정을 내릴 권한을 명백하게 지닌 사람의 의료결정에 따른 경우
(2) 권한이 상실된 사람이라는 믿음에 기초하여 그러한 사람의 의료결정에 따르는 것을 거절한 경우
(3) 사전의료지시에 따르면서, 지시가 작성된 때에 유효하였고 철회되었거나 종료되지 않았다고 추정한 경우

(b) 이 〈법〉에 따라 대리인 또는 통일의료결정법상의 대리인으로 행위한 개인은 선의로 한 의료결정에 대하여 민사상 또는 형사상 책임의 대상이 되지 않고, 전문가답지 않은 행위로 인한 징계의 대상이 되지 않는다.

제10조 법정손해배상

(a) 이 〈법〉을 의도적으로 위반한 의료 제공자 또는 기관은, 피해를 당한 개인에게 〈$500〉의 손해 또는 위반으로 인하여 발생한 실질적인 손해 중 더 큰 금액에 합리적인 변호사 선임료를 더한 액수만큼의 책임이 있다.

(b) 개인의 사전의료지시 또는 사전의료지시의 철회를 개인의 동의 없이 의도적으로 위조, 변조, 은폐, 훼손, 제거한 사람 또는 개인이 사전의료지시를 하거나, 철회하거나, 하지 않도록 강제하거나 부정하게 유도한 사람은 〈$2,500〉의 손해 또는 이러한 행위로 발생한 실질적인 손해 중 더 큰 금액에 합리적인 변호사 선임료를 더한 액수만큼의 책임이 있다.

제11조 의사능력

(a) 이 〈법〉은 개인이 의료결정을 할 수 있는 의사능력을 지니고 있는 경우에 이러한 개인의 권리에 영향을 미치지 않는다.

(b) 개인은 의료결정을 내리고, 사전의료지시를 하거나 철회하고, 통일의료결정법상의 대리인을 지정하거나 자격 박탈할 수 있는 의사능력이 있다고 추정된다.

제12조 사본의 효력

서면으로 작성된 사전의료지시, 사전의료지시의 철회, 통일의료결정법상의 대리인의 지정 또는 자격 박탈의 사본은 원본과 동일한 효력을 지닌다.

제13조 〈법〉의 효력

(a) 본 〈법〉으로 사전의료지시를 하지 않았거나 철회한 개인의 의도에 관하여 추정할 수 없다.

(b) 본 〈법〉에 따라 이루어진 의료의 보류 또는 중단으로 인한 사망은 어떠한 목적에서든지 자살 또는 살인으로 여겨지지 않으며, 사망 보장금을 지급하는 보험의 정책이나 연금에 반대되는 문구가 있는 경우라도 보험의 정책이나 연금을 법적으로 손상시키거나 무효화하지 않는다.

(c) 본 〈법〉이 주의 다른 법규에 의하여 금지되어 있는, 자비사, 조력 자살, 안락사, 의료의 보류 또는 중단을 허용하는 것은 아니다.

(d) 이 〈법〉은 의료 제공자 또는 기관이 의료 제공자 또는 기관에 적용되는 일반적으로 인정된 의료 기준과 다른 의료를 제공하도록 허용하거나 요구하는 것은 아니다.

(e) 개인의 서면 사전의료지시에 명백히 제시되어 있지 않는 한, 본 〈법〉이 대리인 또는 통일의료결정법상의 대리인이 개인을 정신건강 의료기관에 입원시키는 것에 동의할 수 있는 권한을 부여하는 것은 아니다.

(f) 본 〈법〉은 〈적절한 법규에 따라서 정신건강 의료기관〉에 비자발적으로 수용되어 있는 개인의 정신질환 관련 처치에 관한 이 주의 다른 법규에 영향을 미치지 않는다.

제14조 사법적 구제

환자, 환자의 대리인, 후견인 또는 통일의료결정법상의 대리인, 환자의 치료에 관련된 의료 제공자 또는 기관 또는 제5조 제(b)항 또는 제(c)항에 규정된 개인의 신청에 따라, 〈적절한〉 법원은 의료결정을 금지 또는 지시하거나 다른 공평한 구제방안을 명령할 수 있다. 본 조에 따른 절차는 〈질병 등으로 정상적인 생활을 하지 못하는 사람들에게 영향을 미치는 신속 절차와 절차에 관한 적절한 참조가 되는 절차적 규정이나 성문법 조항을 삽입하시오〉에 따른다.

제15조 적용 및 해석의 통일성

본 〈법〉은 이러한 법을 제정하려는 주들 사이에 본 [법]의 대상이 되는 사항에 관한 법을 통일시키려는 일반적인 목적에 맞게 적용되고 해석되어야 한다.

제16조 약칭

본 〈법〉은 통일의료결정법(Uniform Health-Care Decision Act)으로 인용될 수 있다.

제17조 가분성 조항

본 〈법〉의 어떠한 조항이 효력이 없거나 또는 어떠한 사람이나 상황에 그러한 조항의 적용이 효력이 없는 것으로 결정되었을 때, 그 조항의 무효력이 무효인 조항이나 그 적용에 상관없이 효력을 지닐 수 있는 본 〈법〉의 다른 조항이나 적용에 영향을 미치지 않는다. 그리고 이러한 목적상 본 〈법〉의 조항은 가분적이다.

제18조 발효일

본 〈법〉은 ______.______.______에 발효된다.

제19조 폐지

다음의 법과 법의 일부분을 폐지한다.

(1)

(2)

(3)

(3) 워싱턴 주 자연사법(Natural Death Act, Chapter 70.122 RCW)

개요

미국 워싱턴 주 자연사법은 연명의료의 보류 또는 중단에 관한 환자의 권리 및 대리인의 의료대리권 행사를 인정하고 있는 대표적인 주법으로 알려져 있다. 1979년에 처음 제정되었고, 1990년에 연방 대법원이 낸시 크루잔 사건(Cruzan v. Director, Mo. Dep't of Health, 110 S.Ct. 2841 (1990))에서 인공영양과 수액의 공급을 포함한 연명의료를 거부할 수 있는 환자의 권리를 인정한 이후 1992년에 개정되었다. 워싱턴 주 의회는 자연사법을 개정하면서, 연명의료를 보류 또는 중단할 수 있는 환자의 상태를 '말기 상태'에서 '비가역적 혼수상태 또는 지속적 식물인간 상태를 포함한 영구적인 무의식 상태'로 확장하였고, 연명의료의 범위에 '영양과 수액의 인위적인 공급'이 포함된다는 점을 분명히 하였다. 또한 워싱턴 주 의회는 '생의 연장'이라는 표현을 '죽음의 과정의 연장'이라는 용어로 개정함으로써, 죽음을 인간의 자연스러운 과정으로 받아들인다는 자연사법의 바탕이 된 규범적 가치를 명확히 제시하였다.

제70.122.010조 [입법부의 판단]

입법부는 성인이 말기 상태 또는 영구적으로 의식을 잃은 상태에 놓여 있는 경우에 연명의료(life-sustaining treatment)를 보류하거나 중단하는 결정을 포함하여, 자신의 의료의 제공과 관련된 결정을 통제할 기본적인 권리를 지닌다는 것을 밝힌다.

또한 입법부는 현대의 의료 기술이 자연적인 한계를 넘어서 인간 수명의 인위적인 연장을 가능하게 한다는 점을 분명히 한다.

더욱이, 입법부는 개인의 자율성 보호라는 이해관계에서, 말기 상태나 영구적인 무의식 상태에 있는 사람들의 죽음에 이르는 과정을 이렇게 연장하는 것은 환자에게 의학적으로 필요하지 않고 도움이 되지도 않으면서, 환자의 존엄성을 훼손하고 불필요한 고통을 유발할 수 있다고 판단한다. 입법부는 또한 진통제를 투여하는 주된 이유가 고통을 완화하고 환자의 편안함을 유지하거나 증가시키려는 것일 때, 의사와 간호사는 말기 상태의 환자에게 이러한 진통제 투여를 보류하거나 불합리하게 줄여서는 안 된다고 생각한다.

입법부는 또한 의료에 관한 결정을 내릴 능력이 있는 환자가 자발적으로 연명의료를 보류하거나 중단하고자 하는 바람을 표시한 증거가 있을 때, 이러한 치료의 사용 또는 적용을 중단하는 것의 합법성에 관하여 의료 전문가들과 법조인들 사이에 상당한 정도의 불확실성이 존재한다는 것을 알고 있다.

입법부는 예측할 권리를 지닌 환자의 존엄성과 사생활을 인정하면서, 워싱턴 주의 법은 성인이 의사에게 말기 상태나 영구적인 무의식 상태에 놓일 경우에 연명의료를 보류하거나 중단하라고 지시하는 서면 지시를 작성할 권리가 있음을 선언한다. 입법부는 또한 자신에 대한 의료를 통제할 인간의 권리가 지속적인 의료대리권(durable power of attorney for health care)을 유효하게 지닌, 권한이 있는 대리인에 의하여 행사될 수 있음을 승인한다.

제70.122.020조 [정의]

문맥상 명백히 다른 의미를 필요로 하지 않는 한, 이 조에 제시된 정의가 이 장 전체에 적용된다.

(1) "성인(adult person)"은 RCW 제26.28.010조와 제26.28.015조에 정의된 성인연령을 충족시킨 사람으로, 의료결정을 내릴 수 있는 능력을 지닌 사람을 의미한다.

(2) "담당의사(attending physician)"는 환자가 선택하였거나 환자에게 배정된 의사로, 환자에 대한 처치 및 치료에 주된 책임이 있는 의사를 의미한다.

(3) "지시(directive)"는 선언자가 RCW 제70.122.030조의 지침을 일반적으로 따르면서 자발적으로 작성한 서면 문서를 의미한다.

(4) "의료시설(health facility)"은 RCW 제70.41.020(4)조에 정의된 병원이나 RCW 제18.51.010조에 정의된 요양원, RCW 제70.126.010조에 정의된 가정 건강관리 기관이나 호스피스 기관 또는 RCW 제18.20.020조에 정의된 노인 원호 생활시설을 의미한다.

(5) “연명의료(life-sustaining treatment)”는 인위적으로 영양과 수액을 공급하는 것을 포함하여, 생명유지에 필수적인 기능을 유지하거나 회복시키거나 대체할 수 있는 기계적 또는 다른 인위적 수단을 활용하여 의학적 또는 외과적 중재를 하는 것을 의미한다. 즉, 적격인 환자에게 적용되었을 때, 이것은 죽음의 과정을 연장시키기만 하는 효과를 지닌다. “연명의료”에는 단지 고통을 완화시키기 위하여 반드시 필요한 것으로 여겨지는 약물의 투여나 의학적 또는 외과적 중재의 수행은 포함되지 않는다.

(6) “영구적인 무의식 상태(permanent unconscious condition)”는 이성적인 의학적 판단에 따라 환자를 의학적으로 평가하였을 때, 비가역적 혼수상태 또는 지속적 식물인간 상태에서부터 회복될 합리적인 가능성이 없는 상태로, 치유할 수 없는 비가역적 상태를 의미한다.

(7) “의사(physician)”는 RCW 제18.71장 또는 제18.57장에 따라 면허가 있는 사람을 의미한다.

(8) “적격인 환자(qualified patient)”는 환자를 직접 진찰한 환자의 담당의사가 말기 상태라고 서면으로 진단을 한 환자 또는 환자를 직접 진찰한 환자의 담당의사를 포함한 두 명의 의사가 일반적으로 인정된 의학적 기준에 따라 영구적인 무의식 상태라고 서면으로 진단한 환자로, 성인을 의미한다.

(9) “말기 상태(terminal condition)”는 이성적인 의학적 판단에 따르면, 일반적으로 인정된 의학적 기준에 따라 상당한 기간 내에 사망에 이르게 되는, 상해, 질병 또는 질환으로 유발된 치유할 수 없는 비가역적 상태로, 연명의료의 적용이 죽음에 이르는 과정을 연장시키기만 하는 효과를 지닌 상태를 의미한다.

제70.122.030조 [연명의료를 보류하거나 중단하는 지시]

(1) 모든 성인은 말기 상태이거나 영구적인 무의식 상태에서 연명의료의 보류 또는 중단을 명령하는 지시를 작성할 수 있다. 선언자와 혈연 또는 혼인관계에 있지 않고, 선언자가 사망하는 경우에 그 당시에 존재하는 선언자의 유언 또는 유언보충서에 따라,

또는 지시를 할 때 그 당시에 존재하는 법의 효력에 따라 선언자의 유산의 어떠한 부분도 상속받을 자격이 없는 두 명의 증인 앞에서 선언자는 이러한 지시에 서명하여야 한다. 게다가, 담당의사, 담당의사 또는 선언자가 환자로 있는 의료시설의 고용인 또는 지시를 실행할 때 선언자의 사망 시 선언자의 유산의 어떠한 부분에 대해서라도 권리를 주장할 수 있는 사람은 지시의 증인이 되어서는 안 된다. 지시 또는 그 사본은 담당의사가 보관하고 있는 환자의 의무기록에 포함되어 있어야 하고, 의무기록 관리인은 생명유지를 위한 처치의 보류 또는 중단을 고려할 때 그 사본을 의료시설에 송부하여야 한다.

지시는 다음과 같은 서식으로 이루어지는데, 이에 더하여 다른 특별한 지시사항을 추가할 수 있다.

의료지시

이 지시는 ○○월 ○○일에 작성되었다.

의료결정을 할 수 있는 능력을 지니고 있는 나 ○○○은 아래와 같은 상황에서 나의 죽음이 인위적으로 연장되지 않기를 바라는 나의 바람을 의도적이고 자발적으로 알리면서, 다음과 같이 선언한다.

(a) 만약에 언제라도 내가 담당의사에 의하여 말기 상태라고 서면으로 진단을 받았거나 두 명의 의사에 의하여 영구적인 무의식 상태라고 서면으로 진단을 받은 경우에, 그리고 연명의료의 적용이 내 죽음의 과정을 인위적으로 연장시키기만 하는 효과를 지니고 있는 경우에, 나는 그러한 치료를 보류하거나 중단하고, 내가 자연스럽게 죽을 것을 허용하도록 지시한다. 나는 이 서식에서, 말기 상태를 이성적인 의학적 판단에 따르면, 일반적으로 인정된 의학적 기준에 따라 상당한 기간 내에 사망에 이르게 되는, 상해, 질병 또는 질환으로 유발된 치유할 수 없는 비가역적 상태로, 연명의료의 적용이 죽음에 이르는 과정을 연장시키기만 하는 효과를 지난 상태를 의미하는 것으로 이해한다. 나는 또한 이

서식에서, 영구적인 무의식 상태를 이성적인 의학적 판단에 따라 환자를 의학적으로 평가하였을 때, 비가역적 혼수상태 또는 지속적 식물인간 상태에서부터 회복될 합리적인 가능성이 없는 상태로, 치유할 수 없는 비가역적 상태를 의미하는 것으로 이해한다.

(b) 나의 의도는, 이러한 연명의료의 적용에 관하여 내가 지시를 할 수 있는 능력이 없을 때, 내 가족과 의사가 이 지시를 의학적 또는 외과적 치료를 거부하는 나의 법적 권리에 대한 마지막 표현으로 존중하여야 하고, 내가 이러한 거부의 결과를 기꺼이 수용한다는 것이다. 만약에 지속적인 대리인 지정 위임장에 의하여서든지 아니면 다른 방식에 의하여서든지 간에, 다른 사람이 나를 위하여 이러한 결정을 하도록 지정되어 있다면, 나는 그 사람이 이 지시와 그 밖의 명확히 표현된 나의 바람을 따를 것을 요청한다.

(c) 만약에 내가 말기 상태 또는 영구적인 무의식 상태로 진단을 받았다면(하나만 표시하시오),

[ ] 나는 인위적으로 영양과 수액을 공급받기를 원한다.
[ ] 나는 인위적으로 영양과 수액을 공급받기를 원하지 않는다.

(d) 만약에 내가 임신으로 진단을 받았고, 의사가 그러한 진단을 알고 있다면, 이 지시는 내가 임신한 기간 동안 무효이거나 아무런 효과를 지니지 않는다.

(e) 나는 이 지시의 충분한 의미를 이해하였고, 나는 이 지시에 포함되어 있는 의료결정을 할 수 있는 정서적이고 정신적인 능력이 있다.

(f) 나는 이 지시에 서명하기 전에, 이 지시의 문구를 추가하거나 삭제하거나 또는 다르게 변경할 수 있고, 언제라도 이 지시에 추가하거나 삭제할 수 있고, 그러한 어떠한 변경도 법적으로 유효하기 위하여서는 워싱턴 주법 또는 연방헌법에 따라야만 한다는 것을 이해하였다.

(g) 이 지시의 모든 부분이 완전히 실행되는 것이 나의 바람이다. 만약에 어떠한 부분이 어떠한 이유로 무효가 되었다면, 나의 지시의 나머지 부분이 실행되는 것이 나의 바람이다.

서명 ____________________

○○○주, ○○○카운티, ○○○시에 거주

나는 선언자를 직접 알고 있고, 나는 선언자가 의료결정을 할 능력이 있다고 생각한다.

증인 ____________________

증인 ____________________

(2) 연명의료를 보류하거나 중단하기 전에, 담당의사에 의한 말기 상태의 진단이나 두 명의 의사에 의한 영구적인 무의식 상태의 진단은 서면으로 이루어져야 하며, 환자의 의무기록의 영구적인 부분이 되어야 한다.

(3) 다른 정치적 관할권에서 작성된 지시는 워싱턴 주법과 연방헌법이 허용하는 범위 내에서 유효하다.

제70.122.040조 [지시의 철회]

(1) 선언자는 언제라도 자신의 정신 상태 또는 행위능력에 관계없이, 다음의 방법 중 어느 하나에 따라 지시를 철회할 수 있다.

(a) 선언자 또는 선언자 앞에서 선언자의 지시에 따라 다른 사람이 지시를 취소하거나, 훼손하거나, 지우거나, 태우거나, 찢거나 또는 다른 방식으로 파기할 수 있다.

(b) 선언자가 철회하겠다는 자신의 의사를 표현하고, 서명하고, 날짜를 쓰는 방식으로 서면 철회할 수 있다. 이러한 철회는 선언자 또는 선언자를 대신하여 행동하는 사람이 담당의사와 의사소통을 한 때에 효력이 발생한다. 담당의사는 서면 철회의 통지를 받은 경우에 그 시간과 날짜를 환자의 의무기록에 기록하여야 한다.

(c) 선언자는 철회하겠다는 자신의 의사를 구두로 밝힐 수 있다. 이러한 철회는 선언자 또는 선언자를 대신하여 행동하는 사람이 담당의사와 의사소통을 한 때에 효력이 발생한다. 담당의사는 환자의 의무기록에 철회의 시간, 날짜, 장소를 기록하여야 하고, 만약에 철회를 한 때와 철회의 통지를 받은 때가 다르면, 철회의 통지를 받은 시간, 날짜, 장소도 기록하여야 한다.

(d) 지시가 RCW 제70.122.130조에 따라서 의료선언 등록소에 보관되어 있는 경우에, 보건부에 의하여 확립된 온라인 방법으로 철회할 수 있다. 등록소에 보관되어 있는 지시에 대하여 이러한 철회의 방식을 이용하지 않았다고 해서, 본 조에 규정된 다른 방식으로 이루어진 철회가 무효화되는 것은 아니다.

(2) 본 조에 따라 이루어진 철회에 따라 행동하지 않은 어떠한 사람도 RCW 제70.122.051(4)조에 규정된 경우를 제외하고, 철회에 대한 실질적 또는 추정적 지식이 없었다면, 어떠한 형사상 또는 민사상 책임을 지지 않는다.

(3) 만약에 선언자가 혼수상태이거나 담당의사와 의사소통을 할 수 없게 되었다면, 혼수상태가 지속되는 기간 동안 또는 선언자의 상태가 담당의사와 의사소통을 할 수 있게 될 때까지 이 지시는 여전히 효력을 지닌다.

제70.122.051조 [의료 제공자의 책임]

(1) 본 조의 목적상, "제공자"는 의사, 상급으로 등록된 임상 간호사, 의사 또는 상급으로 등록된 임상 간호사의 지시에 따라 행동하는 의료 제공자 또는 본 장이나 RCW 제71.32장에 정의된 의료시설과 그 직원들을 의미한다.

(2) 본 장의 요건에 따라 이루어진 적격인 환자의 연명의료의 보류 또는 중단에 선의로 참여한 제공자는 과실이 있지 않는 한, 민사, 형사 또는 전문직 행위 제재를 포함하여 법적 책임에서 면제된다.

(3) 제공자가 환자의 의료선언의 존재 여부를 판단하는 데 있어서, 의료선언 등록소의 설립이 제공자에게 어떠한 새로운 또는 별도의 의무를 부과하는 것은 아니다.

(4) [아래의 어느 하나에 해당되는 경우라도] 제공자가 선의였고 과실이 없었다면, 민사상 책임, 형사상 책임 또는 RCW 제18.130장 통일징계법(Uniform Disciplinary Act)상의 전문가답지 못한 행위에 대한 제재의 대상이 되지 않는다.

(a) 제공자가 RCW 제70.122.130조에 따라 설립된 의료선언 등록소에 저장된 의료선언의 존재에 대하여 실질적 지식이 없는 경우에, 환자에게 치료를 제공하거나, 제공하지 않거나, 보류하거나 또는 중단한 경우

(b) 제공자가 선언의 철회에 대하여 실질적 지식이 없는 경우에, RCW 제70.122.130조에 따라 설립된 의료선언 등록소에 저장된 의료선언에 따라 치료를 제공하거나, 제공하지 않거나, 보류하거나 또는 중단한 경우

(c) 제공자가 선의로 의료선언의 유효성을 신뢰하고, RCW 제70.122.130조에 따라 설립된 의료선언 등록소에 저장된 의료선언에 따라 치료를 제공하거나, 제공하지 않거나, 보류하거나 또는 중단하였는데, 그 후에 선언이 무효로 밝혀진 경우

(d) 제공자가 RCW 제70.122.130조에 따라 설립된 의료선언 등록소에 저장된 환자의 의료선언에 따라 치료를 제공하거나, 제공하지 않거나, 보류하거나 또는 중단한 경우

(5) 보건부는 중과실 행위, 고의의 위반행위 또는 의도적인 불법행위의 경우를 제외하고, RCW 제70.122.130조에 따라 설립된 의료선언 저장소의 관리 또는 운영상 발생한 어떠한 청구 또는 요구의 민사 책임의 대상이 되지 않는다.

제70.122.060조 [의사에 의한 절차-의료시설 또는 직원들은 참여를 거부할 수 있다.]

(1) 적격인 환자에게서 지시에 따라 연명의료를 보류하거나 중단하기 전에, 담당의사는 지시가 RCW 제70.122.030조를 준수하고 있는지와 환자에게 의료결정을 내릴 수 있는 능력이 있다면, 담당의사가 실행하도록 제시된 지시와 모든 절차가 적격인 환자의 바람과 현재 일치하는 것인지를 판단하기 위한 합리적인 노력을 하여야 한다.

(2) 담당의사 또는 의료시설은 환자의 지시가 있다는 사실을 인지한 때에, 환자 또는 환자의 권한이 있는 대리인에게 이러한 지시를 따르지 못하게 하는 어떠한 정책이나 관행이 존재한다는 것을 알려야 한다. 만약에 환자가 이러한 정책이나 지시에 대하여 알게 된 이후에도 그 의사 또는 그 시설에 남아있기를 선택한다면, 의사 또는 시설은 환자의 의학적 상태가 변경되어 지시가 실행될 경우에 의사 또는 시설이 예정하고 있는 조치를 제시하는 서면 계획을 환자 또는 환자의 대리인과 함께 준비하여 환자의 지시와 함께 보관하여야 한다. 본 항의 의사 또는 시설은 본 항에서 요구하는 서면 계획을 준수하는 것을 포함하여 본 항의 요건을 준수하였다면, 환자의 지시를 따를 의무를 부담하지 않는다.

(3) 지시는 철회되지 않는 한, 연명의료의 보류 또는 중단에 관한 환자의 명령으로 확정적으로 추정되어야 한다. 지시에 따라 선의로 행동하였거나 본 조의 제2항의 서면 계획에 따라 선의로 행동한 의사, 의료시설, 의료시설의 직원들은 본 항에 따라 적격인 환자의 지시를 발효시키는 데 실패하더라도 그에 대한 형사상 또는 민사상 책임을 지지 않는다.

(4) 만약에 간호사, 의사 또는 기타 의료 전문가가 연명의료를 보류 또는 중단하는 것을 반대한다면, 이러한 사람은 어떠한 상황에서도 법 또는 계약에 따라 연명의료의 보류 또는 중단에 참여하도록 요구되지 않을 수 있다. 어떠한 사람도 연명의료를 보류 또는 중단하는 데 참여하였거나 참여를 거부하였다는 이유로 고용 또는 전문 직종의 특권에서 차별받지 않을 수 있다.

제70.122.070조 [지시 실행의 효과-보험]

(1) 본 장의 규정에 부합하여 환자의 지시에 따라 적격인 환자에게서 연명의료를 보류 또는 중단하는 것은 어떠한 목적에서도 자살 또는 살인을 구성하지 않는다.

(2) RCW 제70.122.030조에 따라 이루어진 지시의 작성은 생명보험의 어떠한 정책의 판매, 주선 또는 발행을 어떠한 방식으로든지 제한하거나 금지하거나 손상시켜서는 안 되고, 현재 존재하는 생명보험 정책의 규정을 수정하는 것으로 간주되어서도 안 된다. 보험을 든 적격인 환자에게서 연명의료를 보류 또는 중단하였다고 하여서, 설사 반대되는 정책의 규정이 있다고 하더라도, 어떠한 방식으로든지 생명보험의 정책을 법적으로 손상시키거나 무효화하여서는 안 된다.

(3) 의사, 의료시설 또는 다른 의료 제공자와 의료 서비스 계획, 장애보험을 발행하는 보험회사, 자가 보험의 고용인 복지 혜택 계획 또는 비영리 병원 서비스 계획은 어느 누구에게라도 의료 서비스를 위한 보험 또는 의료 서비스 수혜의 조건으로 지시의 실행을 요구하여서는 안 된다.

제70.122.080조 [사망원인에서 지시 실행의 효과]

연명의료를 보류 또는 중단하는 행위가 RCW 제70.122.030조에 규정된 지시에 따라서 이루어졌고, 선언자가 사망에 이른 경우에, 연명의료의 보류 또는 중단 행위는 독립개입력, 즉 선언자를 말기 상태 또는 영구적인 무의식 상태에 놓이게 한 사람의 행위와 선언자의 사망 사이의 주원인의 연속성에 영향을 주는 것으로 해석되어서는 안 된다.

제70.122.090조 [범죄행위-처벌]

(1) 선언자의 동의 없이 다른 사람의 지시를 고의로 숨기거나 취소하거나 훼손하거나 지우거나 손상시킨 사람은 중경죄의 책임이 있다.

(2) 다른 사람의 지시를 변조하거나 위조한 사람 또는 선언자의 바람에 반하여 연명의료를 보류하거나 중단할 의도로 RCW 제10.122.040조에 따라서 이루어진 철회에 대한 직접적인 지식을 고의로 숨기거나 보류한 사람은, 이러한 행위로 연명의료가 보류 또는 중단되고, 그렇게 함으로써 사망이 앞당겨지는 상황이 직접적으로 야기된다면, RCW 제9A.32.020조에 정의된 제1급 모살로 기소의 대상이 된다.

제70.122.100조 [자비사, 치사 주사 또는 적극적 안락사는 허용되지 않는다.]

본 장의 어떠한 내용도 자비사, 치사 주사 또는 적극적 안락사를 용인하거나 허용하거나 승인하는 것으로 해석되어서는 안 된다.

제70.122.110조 [환자가 집에서 임종을 맞이할 수 있도록 퇴원]

만약에 의료결정을 할 수 있는 능력이 있는 적격인 환자가 집에서 임종을 맞이하고 싶다는 바람을 표현한다면, 최대한 합리적으로 신속하게 퇴원이 허락되어야 한다. 의료제공자 또는 시설은 적격인 환자에게 즉각적인 퇴원의 의학적인 위험을 설명할 의무가 있다. 제공자 또는 시설이 적격인 환자에게 즉각적인 퇴원의 의학적인 위험을 설명할 의무를 이행한 경우에, 이러한 퇴원으로부터 발생한 청구에 대하여 민사상 또는 형사상 책임을 지지 않는다.

제70.122.120조 [지시 유효성의 추정]

모든 사람 또는 의료시설은 지시가 본 장의 규정을 준수하였고 유효하다고 추정할 수 있다.

제70.122.130조 [의료선언 등록소-규정-보고]

(1) 보건부는 워싱턴 주 거주자가 제출하고, 본 조의 제(2)항에 의하여 인정된 의료선언을 보유한 주 전체의 의료선언 등록소를 설립하고 유지하여야 한다. 보건부는 등록소의 의료선언을 디지털 방식으로 복사하고 저장하여야 한다. 보건부는 디지털 방식으로 복사된 의료선언을 등록소에 직접 제출하려는 개인을 위하여 기준을 마련할 수 있으나, 개인이 이 문서에 적용되는 특정한 성문법상의 요건을 준수하였는지를 확인하기 위하여 보건부가 의료선언을 검토하는 것이 요구되지는 않는다. 보건부는 본 조에 특정한 기준을 충족시킨 기관과 계약을 체결할 수 있다.

(2)(a) 개인은 등록소에 디지털 방식으로 복사하고 저장하기 위하여 다음의 어떠한 의료선언도 보건부에 제출할 수 있다.

(i) 본 장에 따라 규정된 지시

(ii) RCW 제11.94장에 따라 인정된 지속적인 의료대리인 지정 위임장

(iii) RCW 제71.32조에 따라 정의된 정신건강 사전지시(mental health advance directive)

(iv) RCW 제43.70.480조에 의하여 보건부의 권한에 따라 채택된 서식

(b) 보건부에 의료선언을 제출하지 않은 것이 선언의 유효성에 영향을 미치는 것은 아니다.

(c) 보건부에 의료선언의 유효한 철회에 대하여 통지하지 않은 것이 철회의 유효성에 영향을 미치는 것은 아니다.

(d) 본 조에 따라 등록소에 의료지시를 등재하는 것은 [다음과 같은 의미를 지닌다.]

(i) 문서의 유효성에 영향을 미치지 않는다.

(ii) 제출된 문서를 법적으로 유효하게 하는 데 필요한 법률상의 어떠한 요건도 대신하지 못한다.

(iii) 문서의 유효성에 관하여 추정하지 못한다.

(3) 보건부는 등록소에 보관되어 있는 의료지시를 개인이 철회할 수 있는 절차를 정하여야 한다.

(4) 등록소는 반드시 [다음의 사항을 따라야 한다.]

(a) 보건부가 관리하고 있는 웹사이트를 통하여 접근 가능한 안전한 데이터베이스에 유지되어야 한다.

(b) 의료선언을 제출한 개인에게 매년 전자문서를 발송하여 등록소의 자료를 재검토하여 현재에도 유효한지를 확실히 하도록 요청하여야 한다.

(c) 한 개 또는 그 이상의 의료선언을 제출한 개인이 항상 자신의 문서에 접근하고, 자신의 문서를 철회할 수 있도록 허용하여야 한다.

(d) 한 개 또는 그 이상의 의료선언을 제출한 개인의 개인적인 대리인, 담당의사, 상급으로 등록된 임상 간호사, RCW 제18.130.040조에 규정된 훈련 인가에 따라 자격을 지니고 있는 의사 또는 상급으로 등록된 임상 간호사의 지시에 따라 행동한 의료 제공자, 본 장 또는 RCW 제71.32장에 정의된 의료시설은 언제나 등록소에 접근할 수 있도록 허용하여야 한다.

(5) 보건부는 등록소와 웹사이트를 설계할 때, 환자의 비밀유지와 관련된 주 요건과 연방 요건을 준수하였는지 확실히 하여야 한다.

(6) 보건부는 등록소 웹사이트에 있는 의료 제공자와 의료시설에 연방과 워싱턴 주 사이의 환자가 사전지시를 하였는지 여부를 확인하고 기록하는 요건의 차이에 관한 정보를 제공하여야 한다.

(7) 보건부는 의료선언 등록소의 창설과 유지 및 등록소의 존재에 관한 주 전체의 공공교육 캠페인과 관련된 활동을 지지하는 기부금, 보조금, 기증품 또는 기타 자발적인 방식의 기여를 수령할 수 있다. 본 조에 따라 이루어진 모든 기부금의 수령 및 특히 본 조에 따라 설립된 등록소와 등록소의 존재에 관한 주 전체의 공공 교육 캠페인을 창설하고 유지하기 위한 목적으로 이루어진 기타 기부금과 책정액은 일반기금으로 예치되어

야 한다. 일반기금에 예치된 이러한 자금은 책정 이후에만 사용될 수 있다.

(8) 보건부는 2006년 법의 제108장을 시행하는 데 필요한 규정을 채택할 수 있다.

(9) 2008년 12월 1일까지 보건부는 다음의 정보를 의료에 관한 하원과 상원의 위원회에 보고하여야 한다.

(a) 등록소에 참여한 사람의 수

(b) 본 조에 정의된 선언의 유형별 제출된 의료선언의 수

(c) 철회된 의료선언의 수와 철회의 방식

(d) 등록소에 접근이 허용된 제공자와 시설의 유형별 수

(e) 등록소 운영의 실제 비용

제70.122.900조 [약칭]

본 법은 "자연사법"으로 알려지고 인용될 수 있다.

제70.122.905조 [가분성]

만약에 본 법의 어떠한 조항이나 특정한 사람 또는 상황에 대한 조항의 적용이 무효가 된다면, 이러한 무효는 무효인 조항이나 적용이 없었다면 유효하였을 법의 다른 조항이나 적용에 영향을 주지 않고, 이러한 목적을 위하여 본 법의 조항은 분리될 수 있다.

제70.122.910조 [해석]

본 장은 개인이 연명의료의 보류 또는 중단에 제한되지는 않지만, 이러한 치료의 보류 또는 중단을 포함하여 그 밖에 다른 자신의 의료 처치에 관한 결정을 하는 배타적인 수

단을 규정하는 것으로 해석되어서는 안 되고, 1992년 법의 제98장보다 더 포괄적인 판례법에 따라 제시된 수단을 제한하는 것으로 해석되어서도 안 된다.

제70.122.915조 [적용]

1992년 6월 11일 이전에 1992년 법의 제98장을 전반적으로 준수하여 작성된 지시는 1992년 법의 제98장에 따라 유효하다.

제70.122.920조 [가분성]

만약에 본 법의 어떠한 조항이나 특정한 사람 또는 상황에 이러한 조항의 적용이 무효가 된다고 하더라도, 본 법의 나머지 부분이나 이러한 조항을 다른 사람 또는 상황에 적용하는 것에는 영향을 미치지 않는다.

제70.122.925조 [해석–주에 등록된 동거 관계에 본 장의 적용]

본 장의 목적상, 배우자, 혼인, 부부, 남편, 부인, 미망인, 홀아비, 가장 가까운 친척, 가족이라는 용어는 부부관계와 기혼자뿐만 아니라, 주에 등록된 동거관계 또는 주에 등록된 동거관계의 개인에게 동등하게 적용되는 것으로 해석되어야 하고, 혼인의 해소에 관한 언급은 이러한 해석이 연방법과 충돌하지 않는 범위 내에서, 종료되거나 해소되거나 무효화된 주에 등록된 동거관계에 동등하게 적용되어야 한다. 2009년 법의 제521장을 이행하는 데 있어서 필요한 경우에, 모든 제정법, 법규 또는 다른 법에서 사용되고 있는 남편과 부인과 같이 한쪽 성에만 국한된 용어는 성 중립적인 것으로 해석되어야 하고, 주에 등록된 동거관계에 있는 개인에게 적용되어야 한다.

2

미국의 사전지시 제도의 운영

(1) 미시건 주의 사전지시

(2) 인디애나 주의 사전지시

개요

현재 미국 대부분의 주는 생전유언(Living Will)과 지속적인 의료대리인 지정 위임장(Durable Power of Attorney for Health Care)으로 구성된 사전지시(Advanced Directives)를 법적으로 인정하고 있지만 각 주마다 사전지시와 관련된 범위와 내용에서는 상이하다. 그래서 각 주의 관련 기관들마다 사전지시를 이용하고자 하는 사람들의 이해를 돕기 위해 자체적으로 사전지시를 소개하는 소책자(Brochure)와 서식들을 제작하여 무료로 제공하고 있다. 본 번역서는 미국의 각 주에서 사전지시가 어떻게 운용되고 있는지를 살펴보기 위해 사전지시에 관한 질의응답(Questions and Answers)의 형식으로 관련 정보를 제공하는 미시건 주와 인디애나 주의 소책자를 번역하였다.

미시건 주의 사전지시를 소개하는 소책자는 미시건 주 보건부 장기치료 옴부즈맨 프로그램(Long Term Care Ombudsman Program)이 출간한 2014년 개정판이다. 이 사전지시 소책자에는 사전지시 전반에 관한 소개를 시작으로 지속적인 의료대리인 지정 위임장, 생전유언, 심폐소생술 금지 지시(Do-Not-Resuscitate Order)와 장기기증 선언(Declaration of Anatomical Gift)에 관한 설명과 소책자의 마지막 하단에 빈칸을 채우는 서식들(fill-in-the-blanks forms)을 제공하고 있다.

인디애나 주의 사전지시를 소개하는 소책자는 인디애나 주 보건부가 2013년 출판한 개정판이다. 이 사전지시 소책자에는 사전지시가 무엇인지, 왜 사전지시가 필요한지, 만약 사전지시를 하지 않을 경우에는 어떻게 되는지에 관한 설명과 어떤 종류의 사전지시가 인디애나 주에서 인정되는지 등에 관한 설명이 담겨 있다. 특히 이 소책자에는 '의료범위에 관한 의사 지시(Physician Orders for Scope of Treatment, POST)'에 대한 설명을 제공하고 있는데 우리나라의 국가생명 윤리위원회 특별위원회가 2012년 마련한 '연명의료결정에 관한 권고'에 미국의 '연명의료에 관한 의사 지시(Physician Orders for Life-Sustaining Treatment, POLST)' 제도가 일부 반영되어 있다.

(1) 미시건 주의 사전지시

사전지시(Advance Directives)

의사결정능력(Decision-Making Ability)의 상실에 대비하여
의학적 치료를 위한 계획

미시건 주
(장기치료 옴부즈맨 프로그램, Long Term Care Ombudsman Program)

브래들리 겔러(Bradley Geller)

미시건 주 장기치료 옴부즈맨 프로그램

사전지시

의사결정능력(Decision-Making Ability)의 상실에 대비하여
의학적 치료를 위한 계획

- 지속적인 의료대리인 지정 위임장
(Durable Power of Attorney for Health Care)
- 생전유언장(Living Will)
- 심폐소생술 금지 지시서(Do-Not-Resuscitate Order)
- 장기기증 선언서(Declaration of Anatomical Gift)

2014/02

머리말

우리 모두는 자기 자신을 위해 결정할 권리를 소중히 여깁니다. 우리가 이것을 자율성, 자유 또는 독립성 중 무엇으로 부르든 간에 그것에 대한 존엄성은 우리의 개념에 매우 중요합니다.

우리가 독립성을 행사할 수 있는 중요한 영역 중 하나는 우리가 받을 의학적 치료를 선택하는 것입니다. 의사결정능력을 가진 성인이 의학적 치료나 의료 관련 서비스에 동의하거나 거부할 권리를 가진다는 사실을 부정할 사람은 거의 없을 것입니다.

불행하게도 병이나 부상으로 인해 우리들이 치료 결정(treatment decision)에 참여하지 못할 수도 있습니다. 그러한 무능력(disability)은 일시적이거나 영구적일 수 있습니다.

어떤 누구도 그러한 결정을 할 수 없게 될 가능성을 고려하고 싶어 하지는 않습니다. 우리는 그러한 일과 그러한 상황에서 받고 싶은 치료에 대해 생각하는 것을 미루기 쉽습니다.

위와 같은 문제에 직면하는 것이 어려운 만큼, 이 문제를 직시함으로써 미래에 우리의 바람이 존중받는 것을 보장하는 데 도움이 될 수 있습니다.

일단 당신이 당신의 바람을 결정한다면, 계획 과정은 비교적 간단하고 비용은 저렴하거나 무료일 수 있습니다. 이 소책자는 당신을 돕기 위해 사전지시에 관한 정보를 담고 있습니다. 본 소책자의 마지막 하단에 빈칸을 채우는 서식들(fill-in-the-blanks forms)이 있는데, 하나 이상을 선택해야만 다음으로 넘어갈 수 있습니다.

미시건 주 사전지시–목차

사전지시서에 관한 질의응답

사전지시서에 관한 질의응답

A. 소개

▌사전지시서는 무엇인가요?

사전지시서는 당신이 사전지시는 당신이 스스로 결정할 능력을 잃었을 때 누가 당신을 대신하여 결정하기를 원하는지 그리고 미래에 어떤 의학적 치료를 원하는지를 명시하는 서면 문서입니다.

▌왜 사전지시서가 필요한가요?

예전에는 대부분의 사람들이 자신의 집에서 죽음을 맞이했습니다. 오늘날에는 병원이나 요양원에서 죽을 가능성이 더 큽니다.

기술의 발달로 우리가 선택할 수 있는 치료법은 증가했고, 공중보건의 향상으로 기대수명이 증가했습니다. 우리들은 더 이상 우리의 바람을 전할 수 없을 때에도 치료에 관한 결정을 내려야 할지도 모릅니다.

▌사전지시서를 작성하는 것의 이점은 무엇인가요?

우리들은 각자 나름대로의 가치, 바람과 목표를 가지고 있습니다. 사전지시서를 작성하는 것은 당신이 의학적이고 정신적인 치료(medical and mental treatment)에 관한 개인적인 바람을 표현할 수 없을 때에도 그것들을 인정할 것이라는 일정 정도의 확약(assurance)을 당신에게 제공합니다. 사전지시서를 작성하는 것은 유언 검인 법원(probate court)[1]을 통해 시행되는 후견인(guardianship)의 필요성을 방지할 수도 있습니다.

---

1) 유언 검인 법원(probate court)은 유언을 확인하고 집행하는 특수 법원이다. 고인의 유언 사항이 제대로 준수하는지를 심사 · 조사를 하고 재산을 분배하는 일을 맡는다.

▎사전지시서를 반드시 작성해야 하나요?

아닙니다. 사전지시서를 작성하는 것에 대한 결정은 전적으로 자발적입니다. 어떤 가족 구성원, 병원이나 보험회사도 당신에게 사전지시서를 작성해야 한다고 강요하거나 당신이 사전지시서를 작성할 때 무엇을 작성해야 하는지를 지시할 수 없습니다.

병원이나 요양원 또는 호스피스 기관은 당신이 사전지시서를 작성하거나 하지 않았다는 이유로 당신에게 제공해야 할 서비스를 거부할 수 없습니다.

▎여러 유형의 사전지시서가 있나요?

예. 지속적인 의료대리인 지정 위임장(durable power of attorney for health care), 생전유언서, 그리고 심폐소생술 금지 선언서(do-not-resuscitate declaration), 세 가지 종류가 있습니다.

당신이 사망한 후 효력을 발휘하는 장기기증 선언서(declaration of anatomical gift)도 있습니다.

▎사전지시서를 하나 이상 작성할 수 있나요?

예. 당신은 여러 개의 사전지시서를 작성하거나 아예 하나도 작성하지 않는 것을 선택할 수도 있습니다.

B. 지속적인 의료대리인 지정 위임장

▎지속적인 의료대리인 지정 위임장은 무엇인가요?

의료 대리인(health care proxy) 또는 환자 대변인 지정(patient advocate designation)으로도 알려져 있는 지속적인 의료대리인 지정 위임장은 의학적 치료와 관련된 개인적인 치료에 대한 결정을 더 이상 스스로 할 수 없을 때, 당신을 대신해서 그러한 결정을 할 사람을 지정하는 문서입니다.

덧붙여 당신에게 필요할지도 모르는 정신건강치료(mental health care)에 관한 결정 권한을 당신의 환자 대변인에게 위임하는 것을 선택할 수 있습니다.

마지막으로 당신은 당신의 죽음 후에 특정 장기나 전신을 기증할 권한을 당신의 환자 대변인에게 부여할 수도 있습니다.

▌지속적인 의료대리인 지정 위임장은 법적 구속력이 있나요?

예.

▌지속적인 의료대리인 지정 위임장을 작성하기에 적합한 사람은 누구인가요?

당신은 최소한 18세 이상이어야만 합니다. 그리고 당신이 의사결정능력을 상실하였을 때 당신을 대신해서 어떤 결정을 할 수 있는 권한을 다른 사람에게 부여하는 것이 지속적인 의료대리인 지정 위임장이란 사실을 당신이 이해해야만 합니다.

▌지속적인 의료대리인 지정 위임장을 위한 필수 서식이 있나요?

아닙니다. 당신은 이 소책자에 있는 견본 서식을 사용할 수 있습니다. 많은 단체들이 여러 가지 무료 서식을 제공하고 있습니다.

당신이 어떤 문서를 작성하고, 인쇄하였는지를 분명히 확인하십시오.

▌빈칸을 채우는 서식(fill-in-the-blanks form)을 사용해야만 하나요?

아닙니다. 당신은 당신만의 독자적인 문서를 작성하거나 당신을 대신하여 변호사가 작성한 초안을 사용할 수도 있습니다. 이 소책자에 있는 서식을 사용하는 것은 당신에게 주어진 하나의 선택지입니다.

▌내가 의사결정 권한을 준 사람을 무엇이라고 부르나요?

그 사람은 당신의 환자 대변인(patient advocate)으로 불립니다.

▌언제 환자 대변인은 나를 대신하여 행동할 수 있나요?

당신의 환자 대변인은 당신이 스스로 의학적 치료에 관한 결정에 참여할 수 없을 때만 당신을 대신하여 결정할 수 있습니다. 그 전까지 당신은 전적으로 스스로 결정할 수 있습니다.

만일 당신이 정신건강 치료(mental health treatment)에 대한 결정 권한을 당신의 환자 대변인에게 주기로 결정한다면, 당신의 환자 대변인은 당신이 정신건강 치료에 대한 충분한 정보에 의한 동의를 할 수 없을 때만 행동을 취할 수 있습니다.

▌어떠한 [상황]에서 나는 의료나 정신건강에 대한 결정에 참여할 수 없게 되나요?

예를 들어, 당신이 뇌졸중에 걸리거나 차 사고로 의식을 잃게 된다면, 당신은 결정을 하거나 의사소통능력을 일시적으로 잃을 수도 있습니다. 당신은 치매와 같은 퇴행성 질환으로 영구적으로 [의사결정능력]을 잃을 수도 있습니다.

만일 당신의 기분이나 사고과정에 영향을 미치는 심각한 우울증이나 정신분열증과 같은 질환에 걸렸다면 당신은 정신건강에 관한 결정을 할 수 없게 될 수도 있습니다.

▌내가 더 이상 위와 같은 결정에 참여할 수 없다는 것을 누가 결정하나요?

당신의 주치의, 그리고 또 다른 한 명의 의사나 의료적 결정이 필요한 상황에서 당신이 의사결정능력이 있는지를 검사한 심리학자입니다.

당신을 검사한 후, 의사와 정신건강 전문가(의사, 심리학자, 주에 등록된 간호사(registered nurse) 또는 사회복지사)는 각자 당신의 정신건강 치료에 관한 결정을 해야만 합니다. 당신은 문서에 위와 같은 결정을 해주기를 바라는 의사와 의료 전문가를 선택할 수도 있습니다.

▮ 나의 종교적 믿음이 의사가 실시하는 검사를 금지한다면, 어떻게 해야 하나요?

당신이 의사가 실시하는 검사를 금지하는 종교적 믿음을 가지고 있는데 의료결정에 참여할 수 없을 때, 당신이 의사가 실시하는 검사에 대해 어떻게 결정되기를 원하는지를 당신의 지속적인 대리인 지정 위임장에 명시해야 합니다.

▮ 내가 환자 대변인에게 부여할 수 있는 권한은 무엇인가요?

당신을 대신하여 당신이 일상적으로 할 수 있는 개인적인 치료에 대한 결정권한을 환자 대변인에게 부여할 수 있습니다. 예를 들어, 당신을 대신하여 의학적 치료에 동의하거나 거부할 권한, 정신건강 치료, 가정 방문 간호 서비스(home health care) 또는 주간 보호시설(adult day care)에 입주하는 것에 대한 준비권한, 병원, 요양원 또는 양로원에 입원하는 것에 관한 권한을 당신의 환자 대변인에게 부여할 수 있습니다.

당신이 사망한 후에 효력을 발휘하게 되는 장기기증이나 전신기증을 할 권한을 당신의 환자 대변인에게 부여할 수도 있습니다.

▮ 환자 대변인이 나의 재무를 다룰 권한을 지닐 수 있나요?

당신의 환자 대변인에게 의학적이고 개인적인 치료 서비스를 계획할 권한과 당신의 자금을 사용하여 위와 같은 서비스를 지불할 권한을 부여할 수 있습니다. 당신의 환자 대변인은 당신의 전 재산과 재정을 다룰 전반적인 권한을 가지지는 않을 것입니다.

만일 당신이 무능력자가 될 경우에 당신의 모든 부동산과 재무를 다른 사람이 처리하기를 바란다면, 당신은 지속적인 재무대리인 지정 위임장(durable power of attorney for finances) 또는 생전신탁(living trust)[2]을 작성하는 것에 대한 변호사의 도움을 구할 수 있습니다.

2) 현행 상속 방법은 유언과 유언에 의하지 않은 법정상속으로 구분되며 신탁도 유언에 의한 유언신탁과 유언에 의하지 않고 상속을 할 수 있는 생전신탁으로 구분된다. 여기서 생전신탁은 위탁자가 생전에 수탁자와 신탁 계약을 체결하면서 위탁자 생전에는 자신을 수익자로 지정하고, 위탁자가 사망한 후에는 배우자, 자녀 등을 수익자로 지정하여 재산을 승계하는 신탁 방식을 말한다.

▌나의 환자 대변인에게 내가 죽는 것을 허용하는 치료를 보류(withhold)하거나 중단(withdraw)할 권한을 부여할 수 있나요?

예. 하지만 당신은 환자 대변인이 그러한 결정권한을 부여받았음을 명확하고 확신을 지니기에 충분한 방식으로 표현해야만 합니다. 그리고 당신은 그러한 결정이 당신의 죽음을 허용할 수 있거나 허용할 것이라는 것을 잘 알고 있어야만 합니다.

▌내가 나의 환자 대변인에게 튜브를 통해 투여된 음식과 물을 보류하거나 중단할 결정을 할 권한을 부여할 수 있나요?

예. 만일 당신이 환자 대변인에게 [튜브를 통해 투여된 음식과 물을 보류하거나 중단할 결정을 할] 권한을 부여하기를 원한다면, 당신의 환자 대변인이 행동을 취할 수 있는 구체적인 상황, 예를 들어 말기상태와 영구적인 의식불명을 문서에 기술할 수 있습니다.

▌내가 나의 환자 대변인에게 심폐소생술 금지 지시서에 서명할 권한을 줄 수 있나요?

예.

▌내가 [심폐소생술 금지 지시에 관한] 문서에 다른 바람을 표현할 권리를 가지고 있나요?

예. 예를 들어 말기질환을 앓는 동안 당신이 원하는 다른 종류의 치료에 관한 당신의 바람을 표현할 수도 있습니다. 당신이 요양원에 있는 것을 원하지 않고 집에서 죽기를 원한다는 것도 표현할 수 있습니다. 당신의 환자 대변인은 당신의 바람을 따르려는 노력을 할 의무가 있습니다.

▌정신건강 치료에 관한 나의 선택지는 무엇이 있나요?

첫째, 당신은 당신의 환자 대변인에게 정신건강 치료에 관한 어떠한 권한을 부여할 것인지 여부를 선택할 수 있습니다.

만일 당신이 당신의 환자 대변인에게 정신건강 치료에 관한 권한을 부여하기로 선택한다면, 당신은 환자 대변인이 행사할 수 있는 권한을 명확하게 명시해야 합니다. 고려해야 할 몇몇 권한은 외래환자 치료, 입원, 향정신성 약물 투여 및 전기충격요법(ECT)이 있습니다.

당신은 더 상세한 사항, 예를 들어 당신이 어떤 병원을 선호하는지, 그리고 어떤 약을 당신이 원하거나 원하지 않는지를 명시할 수도 있습니다.

장기기증에 대해서는 어떤 선택을 할 수 있나요?

당신은 이 권한을 당신의 환자 대변인에게 부여할 것인지 여부를 선택할 수 있습니다.

만일 당신의 환자 대변인에게 이 권한을 부여하기를 바란다면, 당신은 어떤 장기를 기증하기를 원하는지 또는 전신을 기증하기를 원하는지 여부를 명시할 수 있습니다. 당신은 당신의 장기가 어디에 또는 누구에게 기증되기를 희망하는지를 명시할 수 있습니다.

장기기증을 하기 위해 지속적인 의료대리인 지정 위임장을 사용하는 대신에 할 수 있는 것이 있나요?

예. 당신은 이 소책자에 있는 별도 서식인 장기기증 선언서(Declaration of Anatomical Gift)를 작성할 수 있습니다.

만일 당신이 지속적인 의료대리인 지정 위임장과 장기기증 선언서, 두 문서 모두에 당신의 바람을 명시한다면, 두 문서에 당신의 바람이 일치해야 함을 확실히 해야 합니다.

사전지시서에 나의 특정 바람을 표현하는 것이 중요한가요?

만일 아무도 당신의 바람을 알지 못한다면, 당신의 바람을 따를 수 없습니다. 길잡이(guidance)없이 당신을 대신하여 결정하는 것은 당신의 대변인에게도 부담이 될 수 있습니다. 만일 당신이 특정한 소망을 가지고 있다면, 환자 대변인에게 그것에 대해 명확하게 말하십시오. 또한 문서에 그러한 바람을 포함하는 것을 심사숙고하시기 바랍니다.

나의 환자 대변인의 의무는 무엇인가요?

당신의 환자 대변인은 당신이 참여할 수 있는 동안에 구두 및 서면으로 표현했던 당신의 소망과 지시를 따르기 위해 합리적인 조치를 취할 의무가 있습니다.

예외가 있나요?

만일 당신의 생명이나 다른 사람의 생명을 위험에 빠뜨릴 수 있는 정신과적 응급상황(psychiatric emergency)에 처해 있다면, 정신건강 전문가는 특정 정신건강 치료(mental health treatment), [치료] 장소(location) 또는 [정신건강] 전문가에 관한 당신의 바람을 존중하는 것을 거부할 수 있습니다.

내가 의학적 치료에 관한 어떤 특정 바람을 전혀 표현한 적이 없다면 어떻게 되나요?

당신의 환자 대변인은 당신의 최선의 이익에 따라 행동해야만 합니다.

환자 대변인이 병원이나 요양원에서 나의 기록을 검토하는 것을 허용할 것인가요?

예. 환자는 병원이나 요양원에 있는 자신의 기록을 검토하고 복사할 권리가 있습니다. 당신이 치료 결정에 참여할 수 없게 된다면 당신의 환자 대변인이 당신과 동일한 권리를 가집니다.

이 소책자에 있는 서식은 당신이 환자 대변인을 지명한 후 언제든지 환자 대변인이 당신의 의무기록에 접근하는 것을 허용합니다.

환자 대변인으로 누구를 지정할 수 있나요?

18세 이상의 어떤 사람이라도 자격이 있습니다. 당신은 배우자, 성인 자녀, 친구 또는 다른 사람을 지정할 수 있습니다. 당신이 신뢰할 수 있고 그 책임을 처리할 능력이 있으며 기꺼이 그러한 일을 할 수 있는 누군가를 선택해야 합니다.

당신의 환자 대변인이 기꺼이 그러한 일을 할 것임을 보장하기 위해 문서를 작성하고 서명하기 전에, 당신은 환자 대변인으로 지정하려고 하는 사람과 이야기를 나누어야 합니다.

▌첫 번째 사람이 환자 대변인으로 활동할 수 없는 경우를 대비하여 환자 대변인 활동을 수행할 두 번째 사람을 지정할 수 있나요?

예. 그렇게 하는 것은 좋은 생각입니다.

법에 [환자 대변인]으로 활동을 할 한 명 이상의 사람을 동시에 허용하는 규정은 없습니다.

▌지속적인 의료대리인 지정 위임장이 유효하기 위해서 내가 무엇을 해야만 하나요?

그 선언서에 당신의 서명과 두 명의 성인 증인의 서명을 서면으로 작성해야만 합니다.

증인이 될 수 있는 사람에 대해서는 제한이 있습니다. 증인은 가족 구성원이 아니며, 당신을 진료하는 의사나 [당신이] 지정하려는 환자 대변인도 아니며, 당신이 환자나 고객으로 있는 의료시설이나 프로그램에 종사하는 직원이 아닌 사람이어야 합니다.

▌환자 대변인이 나를 대신하여 행동하기 전에 무엇을 해야 할 필요가 있나요?

환자 대변인은 행동을 취하기 전에, 승낙서(acceptance)에 서명해야만 합니다. 이러한 서명은 당신이 문서를 작성하거나 작성한 후에 할 수 있습니다. 승낙서의 일반적인 언어는 법에 정해져 있습니다.

▌내가 지속적인 대리인 지정 위임장에 서명한 후에 마음을 바꿀 수 있나요?

예. 신체적이거나 정신적인 상태와 상관없이, 그 문서가 당신의 현재 바람을 반영하지 않는다는 것을 어떠한 방식으로든지 보여줌으로써 지속적인 대리인 지정 위임장을 철회하거나 취소할 수 있습니다.

▌내가 더 이상 치료 결정에 참여할 수 없다고 두 명의 의사가 결정했다면, 어떻게 되나요?

당신이 치료 결정에 참여할 수 없다는 것을 두 명의 의사가 알게 될지라도, 당신은 지속적인 대리인 지정 위임장을 철회할 권리를 여전히 가지고 있습니다.

▌내가 지속적인 대리인 지정 위임장을 철회하지 않고도 마음을 바꿀 수 있나요?

예. 설사 그 바람이 서면지시와 상충할지라도, 특정 연명의료(life-extending treatment)가 제공되기를 바란다고 말한 그 시간부터 환자 대변인은 이를 존중해야만 합니다.

▌철회와 관련하여 정신건강 치료에 대한 다른 법 규정이 있나요?

예. 당신은 정신건강 치료에 한하여, 지속적인 대리인 지정을 즉시 철회할 권리를 포기한다고 문서에 선택할 수 있습니다.

당신의 환자 대변인이 여전히 당신을 대신하여 결정할 권한을 지니고 있는 동안에 철회할 당신의 의도를 전달한 후 최대 30일까지 문서에 명시할 수 있습니다.

▌만일 내가 지속적인 의료대리인 지정 위임장을 철회한다면 새로운 문서에 서명할 수 있나요?

당신이 정신적으로 이상이 없다면, 그렇습니다.

당신이 다른 사람을 환자 대변인으로 지정하기를 원하거나, 당신의 바람에 대한 표현을 변경하기를 원할 수도 있습니다. 만일 당신이 새로운 문서에 서명한다면, 이전 문서 및 모든 사본을 파기하십시오.

▌환자 대변인이 나를 대신하여 행동하는 것을 거부할 수 있나요?

예. 환자 대변인은 승낙서를 언제든지 철회할 수 있습니다. 만일 그것을 철회한다면, 당신이 지정한 후임자가 환자 대변인이 될 것입니다.

▌나의 환자 대변인이 나를 대신하여 결정을 할 때 분쟁이 있다면 어떻게 되나요?

만일 당신의 최선의 이익을 위하여 환자 대변인이 행동하는지 또는 당신을 대신하여 행동할 권한을 환자 대변인이 지니는지에 대해서 이해관계인(interested person)이 이의를 제기한다면, 이해관계인은 분쟁을 해결하기 위해 지역 유언 검인 법원(local probate court)에 진정서를 제출할 수도 있습니다.

▌내가 의료결정이나 정신건강 결정에 참여할 능력을 되찾게 된다면 어떻게 되나요?

당신이 결정에 참여할 수 있는 동안에는 당신의 환자 대변인의 권한이 중단되며 당신의 환자 대변인은 당신을 대신하여 그러한 결정을 할 권한을 가지지 못할 것입니다.

▌내가 의료결정에 참여할 능력을 되찾았는지 여부를 누가 결정하나요?

제정법은 이 문제에 관해서는 언급하고 있지 않습니다. 담당의사나 심리학자의 결정만으로도 충분할 것 같습니다.

▌지속적인 의료대리인 지정 위임장에 대한 주 전체 등록소(statewide registry)가 있나요?

예. 당신은 당신의 지속적인 의료대리인 지정 위임장을 주 전체 등록소에 자발적으로 [등록] 할 권리가 있습니다. [당신의 지속적인 의료대리인 지정 위임장을 주 전체 등록소에 등록한다면] 의료 제공자들은 당신의 정보에 즉각적으로 접근할 수 있을 것입니다.

▌나의 지속적인 대리인 지정 위임장을 어떻게 등록할 수 있나요?

당신의 지속적인 대리인 지정 위임장을 전자우편이나 일반우편을 통해 제출할 수 있습니다. 만일 일반우편을 통해 제출한다면 원본은 당신에게 돌려줄 것입니다.

▌비용이 드나요?

아닙니다. 등록은 당신과 의료 제공자 모두에게 무료입니다.

▌누가 등록소를 운영하나요?

미시건 주 지역 보건부(Michigan Department of Community Health)와 계약 하에 있는 미시건 주 장기기증 기관(Gift of Life Michigan)에서 등록소를 운영합니다. 더 자세한 정보를 원한다면, www.mipeaceofmind.org 사이트를 방문하거나 1-(800) 482-4881로 연락하시기 바랍니다.

▌나의 지속적인 대리인 지정 위임장을 등록한다고 해도 여전히 그것을 철회할 수 있나요?

예. 당신은 등록소에 통지함으로써 언제든지 그 문서를 철회할 권리를 여전히 가지고 있습니다.

▌내가 환자 대변인으로 아무도 지정하지 않았다면 어떻게 되나요?

당신은 생전유언장이나 심폐소생술 금지 지시서 또는 두 가지 모두 작성하는 것을 여전히 선택할 수 있습니다.

C. 생전유언장

▌생전유언장은 무엇인가요?

생전유언장은 만일 당신이 말기 상태이거나 영구적으로 의식불명이 된다면, 의사, 가족 구성원과 다른 사람들에게 당신이 어떤 종류의 의학적 치료를 받기를 원하는지 알려주는 서면 문서입니다.

▌생전유언장은 언제 효력을 발휘하나요?

생전유언장은 의사가 당신을 말기 상태이거나 영구적으로 의식불명 상태로 진단을 내리고, 당신이 치료에 관한 결정이나 의사소통을 할 수 없다고 결정한 후에만 효력을 발휘할 것입니다.

▌생전유언장과 지속적인 의료대리인 지정 위임장은 어떻게 다른가요?

겹치는 부분이 있긴 하지만 지속적인 의료대리인 지정 위임장의 초점은 누가 그 결정을 할 것인지에 초점을 두는 반면에 생전유언장은 어떤 결정을 해야 할 것인지에 초점을 둡니다.

생전유언장은 말기 상태이거나 영구적인 의식불명 동안에 이루어지는 치료로 제한되지만 환자 대변인은 일시적인 의사결정무능력 상황에서도 권한을 가질 수 있습니다.

각각의 유형이 가지고 있는 이점들이 있나요?

지속적인 의료대리인 지정 위임장은 당신의 환자 대변인이 예기치 못한 상황에 대응할 수 있기 때문에 더 유연할 수 있습니다. 하지만 생전유언장은 사실상 결정을 할 제3자(third person)의 존재 없이도 존중받을 수 있습니다.

생전유언장에 무엇을 말할 수 있나요?

당신은 일상적인 말로 당신의 바람을 표현할 수도 있습니다. 예를 들어 "나의 안락을 위해 필요한 것은 어떤 것이든 원하지만 그 이상을 원하지는 않습니다." 또는 "나는 생명을 연장하기 위한 모든 조치를 허락합니다."

그 대신 당신이 인공호흡기, 심폐소생술, 수술, 항생제 투여, 수혈과 같은 특정 의학적 중재를 희망하는지 여부를 명시할 수도 있습니다. 당신은 실험적이거나 비전통적인 치료를 승인할 수도 있습니다.

당신이 어떤 접근방법을 선택하든, 당신은 튜브를 통해 투여되는 음식과 물에 관한 바람을 표현해야 합니다.

생전유언장이 의료 제공자들에게 법적 구속력이 있나요?

47개의 주들이 생전유언장에 법적 효력을 부여하는 주법을 가지고 있기는 하지만, 미시건 주에서는 이 법률이 통과되지 않았습니다. 하지만 미시건 주 법원의 판결에 근거하여 미시건 주에서 생전유언장이 법적 구속력이 있다는 주장이 있습니다. 하지만 어느 누구도 당신의 바람이 존중될 것이라는 절대적인 확약을 해줄 수는 없습니다.

생전유언장을 작성할 가치가 있나요?

어떤 상황에서는 그렇습니다. 만일 당신이 지속적인 의료대리인 지정 위임장을 가지고 있지 않다면 생전유언장을 작성하는 것이 특히 중요합니다. 만일 당신의 바람이 알려지지 않았다면 당신의 바람은 존중받지 못할 수 있습니다.

지속적인 의료대리인 지정 위임장과 생전유언장을 모두 작성할 수 있나요?

예. 당신의 환자 대변인은 당신의 생전유언장을 당신의 바람에 대한 표현으로 이해할 수 있습니다. 당신의 환자 대변인이 결정을 해야 할 필요가 있을 때 당신의 대변인이 없다면, 이러한 경우에 생전유언장이 매우 유익할 수 있을 것입니다.

만일 당신이 지속적인 의료대리인 지정 위임장과 생전유언장 두 문서 모두를 가지고 있다면, 두 문서에 표현된 당신의 바람이 일관되는지를 확실히 해야 합니다.

생전유언장의 요건은 무엇인가요?

주법이 없기 때문에 형식적인 요건은 없습니다. 하지만 날짜, 당신의 서명, 가족 구성원이 아닌 두 명의 증인이 서명한 "생전유언장"이라는 제목 하에 불리는 문서를 적극적으로 권장합니다.

D. 심폐소생술 금지 지시서

심폐소생술 금지 지시서는 무엇인가요?

심폐소생술 금지 지시서는 만일 당신의 호흡과 심장박동이 멈출 경우에 누구도 당신에게 심폐소생술을 시도하는 것을 원하지 않는다는 당신의 바람을 표현한 서면 문서입니다.

심폐소생술 금지 지시서에 서명해야만 하나요?

아닙니다.

심폐소생술 금지 지시서는 누구를 위해 특히 유용한가요?

예를 들어, 가능한 평화롭게 집에서 죽기를 원하는 호스피스 환자나 요양원 거주자는 심폐소생술 금지 지시서에 서명하는 것을 희망할 수도 있습니다.

▌심폐소생술 금지 지시서에 서명하기 전에 말기 상태이어야만 하나요?

아닙니다. 예를 들어 당신이 현재는 건강하지만 당신의 심장과 폐가 멈췄을 때, 여전히 심폐소생술을 실시하는 것을 원하지 않을 수 있습니다.

▌심폐소생술 금지 지시서가 법적 구속력이 있나요?

예. 미시건 주법은 이러한 문서가 병원 밖에서도 유효하다고 규정하고 있습니다.

▌심폐소생술 금지 지시서의 표준 서식이 있나요?

예. 당신의 의사 서명란, 당신이 서명해야 할 서명란, 두 명의 증인 서명란이 있는 서식이 있습니다.

의사를 이용하는 것에 반하는 종교적 믿음을 가지고 있는 사람들을 위한 대안적인 서식이 있습니다. 두 서식 모두 이 소책자에 포함되어 있습니다.

▌나의 환자 대변인이 나를 대신하여 심폐소생술 금지 지시서에 서명할 수 있나요?

당신의 환자 대변인이 권한을 가지고 있다면, 그는 당신을 대신하여 심폐소생술 금지서에 서명할 수 있습니다. 당신의 의사 역시 서명할 것입니다.

▌만일 내가 후견인이 있다면 그 후견인이 나를 대신하여 심폐소생술 금지 지시서에 서명할 수 있나요?

법원은 후견인에게 심폐소생술 금지 지시서에 서명할 권한을 부여할 수 있습니다. 후견인에 대한 청원이 제기되면, 소송 후견인(guardian ad litem)의 책무 중 하나는 후견인이 이러한 권한을 가지는 것에 반대하는지를 당신에게 묻는 것입니다.

▌내가 심폐소생술 금지 지시서에 서명하기 전에 나와 후견인이 이야기를 나누어야 하나요?

당신의 바람을 전달할 수 없는 경우가 아니라면, 그렇습니다. 어떤 상황에서는 당신의 의사가 심폐소생술 금지 지시서에 서명할 수도 있을 것입니다.

▮ 내가 심폐소생술 금지 지시서를 철회할 권리가 있나요?

예. 당신이 심폐소생술 금지 지시서에 서명하였거나 당신의 환자 대변인이나 후견인이 그 지시서에 서명하였는지 여부와 관계없이 당신은 그 지시를 철회할 권리를 언제든지 가지고 있습니다.

▮ 내가 어떻게 심폐소생술 금지 지시서를 철회할 수 있나요?

당신은 당신의 바람을 의료 제공자에게 전달하거나 당신이 심폐소생술 금지 지시서에 서명했다면, 그 문서를 찢을 수 있습니다.

▮ 만일 지속적인 대리인 지정 위임장 또는 생전유언장을 작성했다면 심폐소생술 금지 지시서를 반드시 작성할 필요가 있나요?

어쩌면 그럴 수도 있습니다. 지속적인 의료대리인 지정 위임장과 생전유언서는 당신이 의료 결정에 참여할 수 없을 때에만 효력을 발휘할 것입니다. 당신이 심장과 호흡이 멈추는 순간까지 의사결정능력이 있다면, 지속적인 의료대리인 지정 위임장과 생전유언장 문서들은 결코 효력을 발휘하지 못할 것입니다.

▮ 원치 않는 소생술(unwanted resuscitation)을 막기 위해 다른 무엇을 해야 하나요?

만일 당신이 집에 있을 때, 호흡이 멈춘다면 911이나 경찰서에 전화하지 말고 미리 당신의 친척들에게 요청하세요. 만일 당신이 주에 등록된 간호사의 보살핌 하에 있다면, 그 간호사가 당신의 죽음을 선고할 권한이 있습니다.

▮ 내가 병원에 입원해 있을 때는 어떻게 해야 하나요?

이러한 시설은 소생술에 관한 그 기관만의 정책을 세울 수 있습니다. 입원이나 입원 직후에 당신은 이 문제에 관한 당신의 바람을 표현해야 하며 이러한 바람이 당신의 진료기록에 반영될 것을 요청해야 합니다.

E. 일반적인 정보

▌일반적으로 사전지시서를 작성하기 전에 무엇을 해야 하나요?

서두르지 말고 천천히 하세요. 어려운 결정입니다. 장래에 다양한 상황에서 하고 싶어 하는 어떤 치료에 대해 생각해 보세요. 당신이 당신의 환자 대변인으로 누구를 선택할 것인지를 숙고해 보세요. 그리고 그 사람이 기꺼이 대변인으로 활동해 줄 것인지를 확실히 하십시오.

가족 구성원들과 이 문제를 논의하세요. 만일 당신이 논의에 도움이 될 것이라고 느낀다면, 당신의 목사, 랍비, 성직자 또는 다른 종교 지도자와 이야기를 나누어 보세요.

▌나의 의사와도 이야기를 나누어야 하나요?

예! 당신의 의사와 이 주제로 논의를 해보세요. 다양한 종류의 치료가 가지고 있는 혜택과 부담에 대해 논의해보세요. 적어도 당신의 전반적인 바람을 표현하고, 그러한 당신의 바람대로 의사가 수행하는 것이 편안한지를 확실히 하세요.

▌내가 특히 주의해야 하는 문제가 있나요?

예. 많은 사람들은 음식과 물의 투여에 대해 강한 감정을 지니고 있습니다. 만일 당신이 삼킬 수 없게 될 경우에는 당신의 식도를 따라 튜브로 영양분이 공급되거나, 외과적으로 당신의 위 안으로 넣은 튜브나 정맥주사로 영양분이 공급될 수 있습니다. 당신이 이러한 시술을 보류하거나 중단하기를 원한다면, 이런 상황을 심사숙고해 보시기 바랍니다.

▌사전지시서에 서명하기 전에 내가 무엇을 해야 하나요?

지속적인 의료대리인 지정 위임장 원본을 당신의 환자 대변인에게 주십시오(또는 적어도 당신의 환자 대변인이 어디에 그 원본이 있는지를 알고 있는지를 확인하십시오). 당신의 의사에게 사본을 주고 본인도 사본을 보관하십시오. 당신이 누구를 당신의 환자 대변인으로 선택했는지를 사람들에게 알리십시오.

당신의 지속적인 대리인 지정 위임장을 주 전체 등록소에 등록할지 여부를 결정하십시오. 만일 등록하기를 원한다면 이 소책자의 앞부분에 설명되어 있는대로 등록소에 연락하십시오.

▌의사는 나의 지속적인 대리인 지정 위임장의 사본을 가지고 무엇을 할 것인가요?

의사는 [지속적인 대리인 지정 위임장 사본을] 당신의 진료기록의 일부가 되게 할 것입니다.

▌생전유언장은 어떻게 [보관] 할까요?

생전유언장의 원본을 보관하십시오. 당신과 가까운 가족 구성원, 친구와 당신의 의사에게 사본을 주십시오. 이 사람들에 대한 목록을 보관하십시오.

▌심폐소생술 금지 지시서는 어떻게 [보관] 할까요?

당신이 집에 있는 동안 항상 눈에 잘 띄는 곳에 그 지시서를 보관하세요. 당신이 사망할 시 함께 있을 것 같은 가족 구성원에게 사본을 주십시오.

당신은 심폐소생술 금지 팔찌를 착용하는 것을 선택할 수도 있습니다.

▌내가 요양원에 입원한다면 나의 사전지시서(들)의 사본을 가져가야 하나요?

예. 그렇습니다.

▌내가 하나 이상의 사전지시서에 서명한 후에도 치료에 관한 문제를 계속 논의해야 하나요?

예. 당신이 환자 대변인으로 선택한 사람과 논의하십시오. 환자 대변인이 당신의 바람에 대해 더 명확히 알고 있는 것이 훨씬 좋습니다. 당신이 그 문서에 서명한 후 일정 시간이 지났다면 이 문제를 다시 논의하십시오.

친척과 가족에게 당신의 바람을 알리는 것은 당신을 위해 좋은 생각입니다.

▌내가 언제 사전지시서를 검토해야 하나요?

의학기술은 끊임없이 변하며 당신의 인생관도 변할 수 있기 때문에 일 년에 한 번씩 당신의 사전지시서를 검토하는 것이 현명합니다. 사전지시서를 검토할 때 당신은 그 문서를 유지하거나 새로운 문서를 작성하거나 또는 철회하는 것을 선택할 수 있습니다.

만일 당신이 사전지시서를 유지하기로 결정한다면, 당신은 문서 아래쪽에 당신의 이름의 첫 글자와 날짜를 기입할 수 있습니다.

▌만일 내가 새로운 사전지시서를 작성한다면 내가 무엇을 해야 하나요?

당신이 당신의 환자 대변인을 다른 사람으로 변경하거나 치료에 대한 당신의 바람을 바꾼다면, 이전 문서의 사본들을 회수하여 그것들을 폐기하십시오. 만일 당신이 그 문서를 등록했다면, 주 전체의 등록소에 연락하십시오.

새로운 문서의 사본들을 나누어 가지십시오.

▌의료시설의 책임은 무엇인가요?

병원, 요양원, 호스피스 기관과 연방기금을 받는 가정 방문 간호기관(home health agencies)은 입원할 환자들, 고객들 또는 거주자들에게 사전지시서를 작성할 권리를 포함하여 치료에 대한 동의 또는 거절할 권리를 알릴 의무를 가지고 있습니다.

의료시설은 당신에게 사전지시서에 서명할 것을 강요할 수 없습니다. 그리고 당신이 사전지시서에 했다고 해서, 당신을 위한 치료를 거부할 수 없습니다.

▌병원 또는 요양원이 나의 사전지시서를 존중해 줄 것인가요?

사전지시서가 있다면, 병원이나 요양원은 그것을 당신의 진료기록의 일부분이 되도록 해야만 합니다.

만일 그 시설이 [사전지시] 문서의 진정성(authenticity)을 의심할 근거가 없으며 더 이상 당신이 치료에 관한 결정에 참여할 수 없다는 증거가 있고, 환자 대변인이 당신의 바람과 일치된 행동을 할 것이라고 믿는다면, 그 시설은 사전지시서를 준수해야 할 책임이 있습니다.

비록 당신이 사전지시서를 작성한다고 할지라도, 당신의 바람이 존중받을 것이라는 완전한 확신은 없다는 것을 주의하십시오.

내가 사전지시서를 작성하지 않기로 결정한다면 어떻게 해야 되나요?

당신이 결정을 할 수 없게 될 경우에도 여전히 당신을 위한 결정이 이루어져야 할 것입니다. 때때로 의사나 병원은 배우자 또는 아이들을 비공식적인 의사결정자로 받아들일 것입니다. 몇몇 상황에서 가족 구성원은 법에 의해 일정한 역할을 수행합니다. 다른 경우는 후견인 절차가 유언 검인 법원에서 시작될 것입니다.

지속적인 의료대리인 지정 위임장

본인 ________________________________ 은
(당신의 이름을 정자로 쓰십시오.)

정신에 이상이 없으며 자발적으로 다음과 같은 지정을 합니다.

환자 대변인 지정

본인은 ____________________, ____________________에
(환자 대변인의 이름) (환자 대변인의 주소 및 전화번호)

살고 있는 본인의 ________________ 를 본인의 환자 대변인으로 지정합니다.
(배우자, 자녀, 친구...)

만일 첫 번째 선택으로 지정된 대변인이 활동할 수 없다면,

본인은 ________________ , ____________________에
(후임 환자 대변인의 이름) (후임 환자 대변인의 주소 및 전화번호)

살고 있는 본인의 ________________를 본인의 후임 환자 대변인으로 지정합니다.
(배우자, 자녀, 친구...)

본인의 환자 대변인 또는 후임 환자 대변인이 환자 대변인으로 행동하기 전에 승낙서에 서명해야만 합니다. 본인은 환자 대변인과 후임 환자 대변인으로 지정된 사람들과 이러한 지정에 관해 논의하였습니다.

일반적인 권한

만일 본인의 주치의, 그리고 또 다른 한 명의 의사나 면허를 가진 심리학자가 당신이 의학적 치료와 관련된 결정에 참여할 수 없다고 결정한다면, 당신의 환자 대변인이나 후임 환자 대변인이 당신을 대신하여 치료, 보호관리, 그리고 의학적 치료에 관한 결정을 할 권한을 지니게 될 것입니다.

결정을 할 때, 본인의 환자 대변인은 본인의 바람을 구두로 진술했든지 생전유언이나 이 지정에서 진술했든지 여부와 관계없이 이전에 표현했던 당신의 바람을 따르려는 노력을 해야 합니다.

본인의 환자 대변인은 본인을 대신하여 치료에 동의하거나 거부할 권한, 병원이나 요양시설에 입원을 포함하여 본인을 대신하여 의학적이고 개인적인 서비스를 준비할 권한과 본인의 자금을 가지고 이러한 서비스의 대금을 지불할 권한을 지닙니다.

본인의 환자 대변인은 승낙서에 서명하는 즉시 본인이 가지고 있는 권리인 진료기록 중 어떤 것에도 접근할 수 있습니다. 이것은 '건강보험 양도 및 책임에 관한 법(Health Insurance Portability and Accountability Act)'에 따라 면제될 것입니다.

승낙서에 서명하는 즉시 본인의 환자 대변인은 본인의 출생증명서와 노인의료보험(Medicare), 저소득층 의료보장(Medicaid)과 다른 정부 프로그램을 신청하기 위해 필요한 다른 법적 문서들에 접근할 것입니다.

연명의료에 관한 권한

(선택사항)

본인은 본인의 환자 대변인에게 본인이 죽는 것을 허용할 수 있는 의료를 보류하거나 중단에 대한 결정을 할 권한을 명확히 부여합니다. 그리고 본인은 이러한 결정이 본인의 죽음을 허용할 수 있거나 허용할 것이라는 것을 잘 알고 있습니다. 본인의 환자 대변인은 본인을 대신하여 심폐소생술 금지 선언에 서명할 수 있습니다. 본인의 환자 대변인은 튜브를 통해 본인에게 투여되는 음식과 물을 거부할 수 있습니다.

____

(만일 당신이 당신의 환자 대변인에게 이 권한을 부여하기를 원한다면, 서명해주십시오.)

정신건강 치료에 관한 권한

(선택사항)

의사와 정신건강 전문가가 정신건강 치료를 위한 충분한 정보에 의한 동의를 본인이 할 수 없다고 결정한다면, 본인은 본인의 환자 대변인에게 아래와 같은 치료에 관한 결정을 할 권한을 명확히 부여합니다.

(당신의 바람과 일치하는 하나 이상의 [항목에] 표시하십시오.)

☐ 외래환자 치료

☐ 공식적이고 자발적으로 정신건강서비스를 받기 위해 병원에 입원한 환자는 병원을 퇴원할 본인의 의사를 3일 전에 통지할 권리가 있습니다.

☐ 정신건강서비스를 받기 위해 병원에 입원

☐ 정신과 약물

☐ 전기충격요법(ECT)

☐ 본인은 즉각적인 효력을 발휘하는 철회권을 포기합니다. 만일 본인이 본인의 지정을 철회한다면, 그 철회는 철회할 본인의 의사를 전달한 날로부터 30일이 지나야 유효합니다. 설령 본인이 이 선택사항을 선택할지라도, 공식적인 자발적 환자라면, 병원을 퇴원하고자 하는 본인의 의사를 3일 전에 통지할 권리를 여전히 가지고 있습니다.

(만일 당신이 당신의 환자 대변인에게 이 권한을 부여하기를 원한다면, 서명해주십시오.)

장기기증에 관한 권한

(선택사항)

본인은 아래와 같이 기증할 권한을 본인의 환자 대변인에게 명확히 부여합니다.

(당신의 바람을 반영한 어떤 [항목]이든 표시하십시오.)

☐ 이식, 치료, 의학적 연구나 교육 목적을 위해 필요한 모든 장기나 신체 일부분

☐ 이식, 치료, 의학적 연구나 교육 목적을 위해 아래에 열거된 장기나 신체 일부분

____

☐ 해부학적 연구를 위해 전신

☐ (선택사항) 본인은 본인의 장기가

____

(의사명, 병원명, 학교명, 장기은행명 또는 개인 이름을 기재하십시오.)

로 기증되기를 원합니다.

이 기증은 본인이 사망과 동시에 효력을 발휘할 것입니다. 본인이 본인의 환자 대변인에게 부여한 다른 권한과 달리 이 권한은 본인의 사망 후에도 여전히 유지됩니다.

____

(만일 당신이 당신의 환자 대변인에게 이 권한을 부여하기를 원한다면, 서명해주십시오.)

[본인의] 바람에 대한 진술서

본인의 환자 대변인은 다양한 상황에서 결정을 할 권한을 지니고 있습니다. 이 문서에 본인은 말기질환, 영구적인 의식불명 또는 다른 무능력과 같은 질환에 관한 일반적인 바람을 표현할 수도 있고 위와 같은 상황에서 원하거나 원하지 않는 특정 종류의 치료를 명시할 수도 있고, 전혀 바람을 진술하지 않을 수도 있습니다. 만일 당신이 정신건강 치료에 관한 권한을 당신의 환자 대변인에게 부여할 것을 선택했다면, 당신이 선호하는 정신건강 전문가, 병원이나 약물과 같은 정신건강 치료에 관한 특정 바람을 포함할 수도 있습니다(A 또는 B를 선택하십시오).

A. 본인의 바람은 아래와 같습니다(당신은 문서를 추가로 첨부할 수도 있습니다).

____
____
____
____
____
____
____
____
____
____
____

또는

B. 본인은 이 문서에 어떠한 바람도 표현하지 않을 것을 선택합니다. 이 선택은 어떠한 특정 상황에서 어떠한 특정 결정을 할 본인의 환자 대변인의 권한을 제한하는 것으로 해석되지는 않을 것입니다.

본인은 이 지정이 본인의 바람을 반영하지 않거나, 본인의 환자 대변인이 본인을 대신하여 결정할 권한을 가지는 것을 원하지 않는다는 것을 어떠한 방식으로든지 전달함으로써 언제든지 마음을 바꿀 수 있습니다.

본인의 치료에 관여하는 어떤 누구라도 이 지정에 기술된 본인의 바람이나 본인의 환자 대리인의 지시를 따르는 데 [발생한 문제에 대해] 책임을 지우지 않는 것이 본인이 의도하는 바입니다.

이 문서의 사본은 마치 원본인 것처럼, 신뢰할 수 있을 것입니다.

서명

본인은 자발적으로 이 문서에 서명하며 이 문서의 목적을 이해합니다.

날짜: ______________________________

서명: ______________________________
(당신의 서명)

____
(당신의 주소와 전화번호)

증인에 관한 진술서

본인은 본인의 유언에 지정하지 않은 두 명의 성인 증인을 선택했습니다. [두 명의 성인 증인은] 배우자, 부모, 자녀, 손주, 형제자매가 아니며 본인의 의사나 환자 대변인도 아니고 본인의 생명 및 건강보험 회사의 직원이 아니고 본인이 거주하는 요양원의 직원도 아니고 본인에게 서비스를 제공하는 지역 정신건강 프로그램의 직원이나 본인이 현재 있는 의료시설의 직원도 아닌 사람입니다.

증인의 진술과 서명

우리들은 증인으로서 아래에 서명합니다. 이 선언은 우리의 동석 하에 서명되었습니다. 선언자는 정신에 이상이 없는 것으로 보이며 이 지정은 협박, 사기 또는 부당한 영향력 없이 자발적으로 이루어진 것입니다.

(이름을 정자로 쓰십시오.) (증인 서명)

(주소)

(이름을 정자로 쓰십시오.) (증인 서명)

(주소)

환자 대변인 승낙서

(1) **이 지정은** 경우에 따라 의학적이거나 정신건강에 관한 결정에 환자가 참여할 수 없는 경우가 아닌 한, **효력을 발휘하지 않을 것입니다.** 만일 환자 대변인 지정에 제5506장에 서술되어 있는 해부학적 기증을 할 권한이 포함되어 있다면, 그 권한은 환자의 사망 후에도 여전히 행사할 수 있습니다.

(2) **환자 대변인은** 만일 환자가 그 결정에 참여할 수 있었더라면, 자신을 위해 하지 않았을 치료, 보호, 의학적이거나 정신건강 치료에 관한 **권한을 행사하지 않을 것입니다.**

(3) **이 지정은** 임신한 환자의 죽음을 야기할 수 있는 임산부 환자의 치료를 보류하거나 중단하는 의료결정에는 **사용될 수 없습니다.**

(4) 환자 대변인은 [의료적 치료]를 결정할 권한을 부여받고 환자가 이러한 결정이 자신을 죽음에 이르게 할 수 있거나 이르게 할 것이라는 것을 잘 알고 있다는 명확하고 확신을 지니기에 충분한 방식으로 환자가 표현한 경우에만, **환자 대변인은** 환자를 사망에 이르게 하는 치료의 보류 또는 중단에 대한 **결정을 할 수 있습니다.**

(5) **환자 대변인은** 환자 대변인의 권한, 권리, 책임 수행에 대한 **보상을 받을 수는 없지만** 위의 행위로 인해 발생된 실비와 필수경비에 대해서는 상환을 받을 수 있습니다.

(6) **환자 대변인은** 환자를 대신하여 행동하고 환자의 최선의 이익과 부합하는 행동을 할 때, 수탁자(fiduciarie)에게 적용되는 치료표준에 **따라 행동할 것입니다.** 환자가 의학적이거나 정신건강 치료에 관한 결정에 참여할 수 있을 때 표현했거나 증거가 되는 환자의 알려진 소망은 환자의 최선의 이익인 것으로 추정됩니다.

(7) **환자는** 언제든지, 그리고 철회할 의도를 전달하기에 충분한 어떠한 방식으로든지 **자신의 지정을 철회할 수 있습니다.**

(8) **환자는** 정신건강 치료에 관한 결정권한을 부여받은 환자 대변인의 지정을 **철회할 권리를 포기할 수도 있습니다.** 그리고 만일 이러한 [권리의] 포기가 이루어진다면, 어떤 치료에 관한 철회할 환자의 능력은 그 환자가 자신의 철회할 의도를 전달한 후 30일간 지연될 것입니다.

(9) **환자 대변인은** 언제든지, 그리고 철회할 의도를 전달하기에 충분한 어떠한 방식이든지 그 지정에 대한 **환자 대변인의 승낙을 철회할 수 있습니다.**

(10) **의료시설이나 기관에 입원해 있는 환자는** 공중보건법(Public Health Code) 제20201장, Act No. 368 of the Public Acts of 1978, Being Section 333.20201 of the Michigan Compiled Laws 에 열거된 **권리가 있습니다.**

본인 ______________________ 은 위의 조항을 이해하며,
(환자 대변인의 이름)

지속적인 의료대리인 지정 위임장에 아래의 날짜에 서명한 __________을
(환자의 이름)

대신하여 환자 대변인이나 후임 환자 대변인으로 지정되는 것을 수락합니다.

날짜: ______________________

서명: ______________________
(환자 대변인 서명)

____
(후임 환자 대변인 서명)

생전유언서

본인 ______________________________은 정신에 이상이 없으며, 이 선언을 자발적으로 합니다.

만일 본인이 말기 상태에 있거나 본인의 주치의와 적어도 다른 한 명의 의사에 의해 영구적인 의식불명 상태로 판정된다면, 그리고 본인의 의학적 치료에 관한 결정에 참여할 수 없다면, 본인은 이 선언이 의학적 치료를 허용하거나 거부하는 본인의 법적 권리에 관한 표현으로 존중받을 것을 의도합니다.

의학적 치료에 관한 본인의 바람은 [아래와 같습니다.]

____

____

____

____

____

____

____

____

____

____

____

(당신이 원한다면 종이를 추가로 첨부하십시오.)

본인의 가족, 의료시설과 본인의 치료와 관련된 어떠한 의사, 간호사, 그리고 다른 의료 전문가는 이 선언에서 표현된 바대로 본인의 바람을 따르는 것에 대해서 민형사상 책임을 지지 않습니다.

본인은 이 선언이 본인의 바람을 반영하지 않는다는 것을 어떠한 방식으로든지 전달함으로써 언제든지 마음을 바꿀 수 있습니다.

[본인과] 증인이 서명한 이 문서의 사본은 원본과 동일한 법적 효력을 지닐 것입니다.

본인은 신중하게 숙고한 후, 이 문서에 서명합니다. 본인은 이 문서의 의미를 이해하고 이 문서의 결과를 수용합니다.

날짜: ____________________ 서명: ____________________
(당신의 서명)

____
(당신의 주소)

증인의 진술

우리는 증인으로서 아래에 서명합니다. 이 선언은 동석 하에 서명되었습니다. 선언자는 정신에 이상이 없는 것으로 보이며 이 지정은 협박, 사기 또는 부당한 영향력 없이 자발적으로 이루어진 것입니다.

____________________ ____________________
(이름을 정자로 쓰십시오.) (증인 서명)

____
(주소)

____________________ ____________________
(이름을 정자로 쓰십시오.) (증인 서명)

____
(주소)

심폐소생술 금지 지시서

이 심폐소생술 금지 지시서는 ______________________ 를 대신하여
(선언자 또는 피보험자 이름을 쓰십시오.)

주치의인 ______________________ 에 의해 발행됩니다.
(의사의 이름을 쓰십시오.)

아래의 A, B, C 중에 해당되는 동의 부분을 작성하십시오.

A. 선언자 동의

본인은 위에서 지정된 본인의 의사와 건강상태에 대해 논의했습니다. 본인은 심장과 호흡이 멈춘 경우에 어떤 누구도 본인을 소생시키려는 시도를 하지 않을 것을 요청합니다.

이 지시는 법이 정하는 바에 따라 철회되기 전까지 효력을 지닐 것입니다.

본인은 정신에 이상이 없으며 이 지시서를 자발적으로 작성하고 이 지시서의 완전한 의미를 이해합니다.

______________________ ______________
(선언자의 서명) (날짜)

______________________ ______________
(해당되는 경우, 선언자를 대신하는 사람의 서명) (날짜)

____
(이름을 정자로 쓰십시오.)

B. 환자 대변인 동의

본인은 선언자의 심장과 호흡이 멈춘 경우에 어떤 사람도 선언자를 소생시키려는 시도를 하지 못하게 할 권한을 부여받았습니다. 본인은 이 지시서의 충분한 의미를 이해하며 이 지시서의 실행에 대한 책임을 맡고 있습니다.

이 지시서는 법이 정하는 바에 따라 철회되기 전까지 효력을 지닐 것입니다.

______________________________ ____________________

(환자 대변인의 서명) (날짜)

____

(환자 대변인의 이름을 정자로 쓰십시오.)

C. 후견인 동의

본인은 피보험자의 심장과 호흡이 멈춘 경우에 어떤 사람도 피보험자를 소생시키려는 시도를 하지 못하게 할 권한을 부여받았습니다. 본인은 이 지시서의 충분한 의미를 이해하며 이 지시서의 실행에 대한 책임을 맡고 있습니다.

이 지시서는 법이 정하는 바에 따라 철회되기 전까지 효력을 지닐 것입니다.

______________________________ ____________________

(후견인의 서명) (날짜)

____

(후견인의 이름을 정자로 쓰십시오.)

의사 서명

(의사의 서명) (날짜)

(의사의 이름을 정자로 쓰십시오.)

증인 증명

이 지시서를 작성한 사람은 정신에 이상이 없는 것으로 보이며 어떤 협박, 사기 또는 부당한 영향력도 없었습니다. 이 지시서의 작성자는 식별 팔찌를 받을(또는 받지 않을) 것입니다.

(증인의 서명) (날짜)

(증인의 이름을 정자로 쓰십시오.)

(증인의 서명) (날짜)

(증인의 이름을 정자로 쓰십시오.)

이 서식은 미시건 주 심폐소생술 금지 절차법에 따라
이 법을 준수하여 마련되었습니다.

심폐소생술 금지 지시서

아래의 A 또는 B 중에서 해당되는 동의 부분을 작성하십시오.

A. 선언자 동의

본인은 심장과 호흡이 멈출 경우에 어떤 사람도 본인을 소생시키려는 시도를 하지 말 것을 요청합니다.

이 지시서는 법이 정하는 바에 따라 철회가 있기 전까지 효력을 지닐 것입니다.

정신에 이상이 없는 한, 본인은 이 지시서를 자발적으로 작성하며 이 지시서의 의미를 이해합니다.

____________________________ ______________

(선언자의 서명) (날짜)

____________________________ ______________

(해당되는 경우, 선언자를 대신하여 서명할 사람의 서명) (날짜)

____

(이름을 정자로 쓰십시오.)

B. 환자 대변인 동의

본인은 선언자의 심장과 호흡이 멈추는 경우에 어떤 사람도 선언자를 소생시키려는 시도를 하지 못하게 할 권한을 부여받았습니다. 본인은 이 지시서의 충분한 의미를 이해하며 이 지시서의 실행에 대한 책임을 맡고 있습니다.

이 지시서는 법이 정하는 바에 따라 철회되기 전까지 효력을 지닐 것입니다.

(환자 대변인의 서명) (날짜)

(환자 대변인의 이름을 정자로 쓰십시오.)

증인 증명

이 지시서를 작성할 사람은 정신에 이상이 없는 것으로 보이며 어떤 협박, 사기 또는 부당한 영향력도 없었습니다. 이 지시서의 작성자는 식별 팔찌를 받을(또는 받지 않을) 것입니다.

(증인의 서명) (날짜)

(증인의 이름을 정자로 쓰십시오.)

(증인의 서명) (날짜)

(증인의 이름을 정자로 쓰십시오.)

이 서식은 미시건 주 심폐소생술 금지 절차법에 따라
이 법을 준수하여 마련되었습니다.

장기기증 선언서

본인 ______________________ 은 정신에 이상이 없고, 이 선언을 자발적으로 합니다. 본인은 장기기증이 다른 사람을 도울 수 있다고 기대하며, 사망 시에 효력을 발휘할 수 있도록 아래에서 언급된 장기를 기증합니다(당신은 아래의 선택지 중 하나를 선택하거나, A와 C 모두를 선택할 수 있습니다).

☐ A. 이식, 치료, 의학 연구 또는 교육 목적을 위해 필요로 하는 장기 또는 신체 일부분

☐ B. 이식, 치료, 의학 연구 또는 교육 목적을 위해 오직 아래에 열거된 장기 또는 신체 일부분 ______________, ______________, ______________.

☐ C. 해부 연구를 위한 전신

날짜: __________________ 서명: ________________________________
(당신의 서명)

____
(당신의 주소)

선택사항

본인은 ____ 로
(의사명, 병원명, 학교명, 장기은행명이나 개인 이름을 기재)

본인의 장기가 보내지기를 원합니다.

장례식장에 본인의 신체를 가져가기를 원합니다.

________ 예 ________ 아니요

증인 진술

이 선언은 우리의 동석 하에 선언자 또는 선언자의 지시에 따라 서명되었습니다. 우리들은 선언자 앞에서 증인의 참석 하에 아래에 서명합니다.

______________________________	______________________
(증인의 이름을 정자로 쓰십시오.)	(증인의 서명)

____

(주소)

______________________________	______________________
(증인의 이름을 정자로 쓰십시오.)	(증인의 서명)

____

(주소)

(2) 인디애나 주의 사전지시

인디애나 주 보건부

2 North Meridian Street
Indianapolis, Indiana 46204

1999년 3월
개정 2004년 5월
개정 2013년 7월 1일

사전지시

당신의 결정할 권리

이 소책자는 당신이 스스로 의사소통을 할 수 없을 때를 대비하여 의학적 치료를 지시할 수 있는 방식을 당신에게 알려주기 위한 목적으로 만들어졌습니다. 이 소책자는 다음[의 내용]을 포함하고 있습니다.

- 사전지시는 무엇인가요?
- 사전지시는 필요한가요?
- 당신이 사전지시서를 작성하지 않는다면 어떻게 되나요?
- 사전지시의 다른 유형은 무엇이 있나요?

인디애나 주 사전지시-목차

■ 사전지시의 중요성

당신은 당신의 의사에게 진찰을 받으러 갈 때마다, 개인적인 의료와 관련된 결정을 합니다. 당신은 의학적 문제에 관하여 (일반적으로 "의사"라고 언급되는) 당신의 의사에게 말합니다. 당신의 의사는 진단을 내리고 당신에게 선택 가능한 의학적 치료에 대해서 알려줍니다. 그러고 난 후, 당신은 어떤 치료를 받을 것인지를 결정합니다. 당신이 어떤 치료를 받을 것인지를 결정할 수 없거나 당신의 결정에 대해 의사소통을 할 수 없게 되기 전까지는 위와 같은 과정이 이루어집니다. 치매나 알츠하이머 질환(alzheimer's disease)과 같은 노화에 흔한 질병은 의료에 대한 당신의 바람을 결정할 능력 및 의사소통능력을 잃게 할 수도 있습니다. 젊은 사람들조차도 스스로 의료결정을 할 수 없게 하는 뇌졸중이나 사고를 당할 수 있습니다. 자신의 생각을 직접 말할 수 없을 때, 사전지시는 당신의 장래의 의료를 다룰 수 있는 하나의 방식입니다.

■ 사전지시는 무엇인가요?

"사전지시"는 당신의 장래의 의학적 치료 및 치료에 관한 구두 및 서면 지시를 나타내는 용어입니다. 의료에 관한 당신의 선택을 사전지시서에 명시함으로써, 의학적 치료에 대해 당신의 바람을 당신의 가족과 의사가 이해하는 데 도움을 줍니다. 인디애나 주법은 사전지시에 특히 주의를 기울이고 있습니다.

사전지시서는 대개 당신의 의료적 지시를 열거하는 하나 또는 하나 이상의 문서입니다. 사전지시서에는 당신이 스스로 결정을 할 수 없을 때, 당신을 대신하여 의료에 관한 선택을 할 사람을 지정할 수도 있습니다. 만약 당신이 원한다면, 어떤 사람이 당신을 대신하여 의료결정을 하는 것을 방지하기 위해 사전지시를 사용할 수도 있습니다.

사전지시는 현재의 의료를 결정할 당신의 권리를 빼앗지는 않을 것입니다. 스스로 결정할 수 있고 그러한 결정을 표현할 수 있는 한, 당신의 사전지시는 사용되지 않을 것입니다. 대부분의 심각한 의학적 상태일 경우에도 이것은 사실입니다. 당신의 사전지시는 당신이 의사소통을 할 수 없거나, 당신의 의사가 더 이상 당신이 스스로 선택할 정신적인 능력을 가지고 있지 않다고 결정할 때에만 사용될 것입니다.

■ 사전지시는 필요한가요?

사전지시가 꼭 필요한 것은 아닙니다. 만약 당신이 사전지시를 원하지 않는다면, 당신의 의사나 병원은 당신에게 사전지시를 할 것을 요구할 수 없습니다. 당신이 사전지시서에 서명하지 않는다고 해서 어느 누구도 당신을 차별대우하지 않을 것입니다. 의사와 병원은 종종 환자에게 사전지시서를 작성할 것을 권유합니다. 사전지시서의 목적은 당신의 바람을 따를 수 있도록 당신이 선택한 의료에 관한 정보를 당신의 의사에게 전달하기 위한 것입니다. 스스로 의사소통을 할 수 없을 때 [이전에] 작성된 사전지시서는 당신의 의사에게 안내서가 될 수는 있지만, 반드시 사전지시서를 작성해야 하는 것은 아닙니다.

■ 당신이 사전지시서를 작성하지 않을 경우에는 어떻게 되나요?

만일 당신이 사전지시서를 작성하지 않았으며 의학적 치료를 선택할 수 없다면, 인디애나 주법은 당신을 대신하여 누가 그러한 선택을 할 수 있는지를 정하고 있습니다. 인디애나 주법 제16-36조(Indiana Code § 16-36)는 당신의 직계가족(배우자, 부모, 성인 자녀, 형제자매를 의미함) 중 어떠한 구성원이든지, 또는 법원에 의해 지정된 사람이 당신을 대신하여 선택하는 것을 허용합니다. 만일 당신이 의사소통을 할 수 없고 사전지시서도 작성하지 않았다면, 당신의 의사는 당신의 직계가족 중 한 명과 연락을 시도할 것입니다. 의료에 관한 당신의 선택은 당신의 의사가 연락할 수 있는 가족 구성원에 의해 이루어질 것입니다.

■ 어떤 유형의 사전지시서가 인디애나 주에서 인정되나요?

- □ 당신의 의사와 가족에게 직접 말하기
- □ 장기 및 조직기증
- □ 의료 관련 대리인(Health care representative)
- □ 생전유언 선언 또는 연명시술 선언(life–prolonging procedures declaration)
- □ 정신의학적(psychiatric) 사전지시서
- □ 병원 밖 심폐소생술 금지 선언 및 지시서(Out of Hospital Do Not Resuscitate Declaration and Order)
- □ 의료범위에 관한 의사 지시서(POST)
- □ 대리인 지정에 관한 위임장(power of attorney)

■ 당신의 의사 및 가족에게 말하기

당신이 해야 할 가장 중요한 일 중 하나는 당신의 의료적 바람에 대해 당신의 의사와 이야기하는 것입니다. 당신의 의사가 당신의 바람이 무엇인지를 알고 있을 때에만 당신의 바람을 따를 수 있습니다. 당신이 사전지시서에 당신의 의료적 바람을 기록할 필요는 없습니다. 당신의 의사와 당신의 바람을 논의함으로써, 당신의 의사는 나중에 참조가 가능하도록 당신의 의무기록에 당신이 선택한 것을 기록할 것입니다. 당신의 의사는 당신이 서면(written) 사전지시를 작성하지 않을지라도, 당신의 구두 지시를 따를 것입니다. 하지만 당신의 의사와 당신의 소망을 논의하는 것만으로는 모든 상황을 포괄할 수 없습니다. 선택을 해야 할 필요가 있을 때, 당신의 의사가 합리적으로 행위가능(available)하지 않을 수도 있습니다. 다른 의료 제공자들은 당신의 의사가 보관하는 진료기록 사본을 가지고 있지 않을 것이므로 당신이 당신의 의사에게 했던 구두 지시에 대해 알지 못할 것입니다. 더욱이 당신의 치료에 대해 의견이 일치하지 않는다면, 구두 지시는 서면 증거를 제공할 수 없고, 서면 지시보다 설득력이 적을 것입니다. 사전지시 문서에 당신이 원하는 의료 선택들을 작성하는 것은 당신의 바람을 명확하게 하고, 법적 요건을 충족시키기 위해 필요할 것입니다.

만일 당신이 서면 사전지시를 작성한다면, 당신의 의사에게 사본을 주는 것이 중요합니다. 당신의 의사는 사전지시 사본을 당신의 의무기록에 보관할 것입니다. 만일 당신이 병원이나 의료시설에 입원한다면, 당신의 의사는 당신의 서면 사전지시나 구두 지시에 근거하여 당신의 의무기록에 그 지시를 작성할 것입니다. 예를 들어, 만일 당신이 심각한 질병이고 심폐소생술(CPR)을 원하지 않는다면, 당신의 의사는 당신의 차트에 "심폐소생술 금지(DNR)" 지시를 작성할 필요가 있을 것입니다. 그 지시는 병원 직원들로 하여금 당신의 바람을 잘 알 수 있도록 합니다. 대부분의 사람들에게는 여러 명의 의료 제공자들이 있기 때문에, 당신은 당신의 [의료] 제공자들 모두와 당신의 바람에 대해 논의해야 하고 각각의 [의료] 제공자에게 당신의 사전지시서 사본을 주어야 합니다.

당신의 임종 상황이나 의사소통이 불가능한 상황에 대해 가족과 대화를 나누는 것은 어려운 일입니다. 하지만 당신의 바람에 대해 가족과 이야기하는 것과 그들에게 당신의 바람을 따라줄 것을 요청하는 것은 중요합니다. 당신이 병이나 사고가 언제 또는 어디서 일어날 것인지를 항상 알 수는 없습니다. 응급상황에서 가장 처음 부르게 될 사람은 당신의 가족일 것입니다. 가족들은 의료 제공자에게 사전지시서를 제공하는 가장 좋은 정보원입니다.

■ 장기 및 조직기증

다른 사람의 삶의 질(quality of life)을 향상시키는 것은 최고의 선물입니다. 다른 사람을 돕는 방법 중 하나가 장기기증입니다. 장기기증에 관한 당신의 바람을 당신의 의사와 가족에게 명확하게 하는 것은 중요한 첫 걸음입니다. 이것은 당신이 장기기증자가 되기를 원한다는 것을 그들에게 알리는 것이 될 것입니다. 장기기증은 인디애나 주법 제29-2-16.1조(Indiana Code § 29-2-16.1) 인디애나 장기기증 법(Indiana Uniform Anatomical Gift Act)에 따라 규제됩니다. 장기기증을 원하는 사람은 그들의 선택을 유언장, 생전유언장, 카드나 다른 문서에 포함할 수 있습니다. 만일 당신이 장기기증에 관한 서면 문서를 작성하지 않았다면 다른 누군가가 당신을 대신하여 선택할 것입니다. 당신이 장기기증자라는 것을 보여주기 위해 이용되는 일반적인 방법은 운전면허증에 표시하는 것입니다. 당신이 운전면허를 신규로 발급받거나 갱신할 때, 당신이 장기기증자라는 것을 운전면허증에 표시해달라고 운전면허를 발급해주는 기관(license branch)에 요청할 수 있습니다.

■ 의료 관련 대리인

“의료 관련 대리인(health care representative)”이란 당신이 의료결정을 할 수 없을 때, 당신을 대신해서 의료 정보를 받아 결정을 하기 위해 선택된 사람입니다. 의료 관련 대리인을 결정하기 위해서 당신은 당신을 대신하여 행동할 사람을 지정하는 ‘의료 관련 대리인 임명장(appointment of health care representative document)’을 작성해야만 합니다. 당신의 의료 관련 대리인은 당신이 의학적 치료를 동의하거나 거부할 수 없을 때, [당신을 대신하여] 동의하거나 거부할 수 있습니다. 당신의 [의료 관련] 대리인은 당신의 사전지시서에 근거하여 이러한 선택을 할 것입니다. 당신이 원한다면, 특정 상황이나 당신의 의사와 협의한 경우에, 당신의 의학적 치료에 음식, 물의 인공적 투여나 인공호흡을 포함시켜야 할지를 당신의 의료 관련 대리인이 결정할 수도 있습니다.

의료 관련 대리인을 선택하는 것은 인디애나 주법 제16-36-1조(Indiana Code § 16-36-1)의 인디애나 주 의료 동의에 관한 법(Indiana Health Care Consent Act)의 일부분에 있습니다. 의료 관련 대리인을 지정하는 사전지시서는 당신의 서명과 또 한 명의 성인 증인의 서명이 서면으로 작성되어 있어야만 합니다. 어려운 결정이기 때문에 당신의 의료 관련 대리인은 그러한 결정을 당신의 최선의 이익에 따라 하여야만 합니다. 인디애나 주 법원은 당신의 의료 관련 대리인이 당신을 대신하여 결정할 것을 명확히 하고 있습니다.

■ 생전유언장

"생전유언장"은 당신이 말기 상태이고 의사소통을 할 수 없을 경우에, 당신의 바람을 표현하는 서면 문서입니다. 생전유언장은 말기질환을 앓는 동안, 당신이 원하거나 원하지 않는 특정 치료나 치료를 나열하는 하나의 사전지시입니다. 생전유언장은 종종 심폐소생술, 인공 영양공급, 인공호흡기 유지, 수혈에 대한 지시를 포함합니다. 인디애나 주 생전유언 법(Indiana Living Will Act)은 인디애나 주법 제16-36-4조(Indiana Code § 16-36-4)에서 찾아볼 수 있습니다. 이 법은 당신이 두 유형의 사전지시서 중 하나를 작성하는 것을 허용하고 있습니다.

생전유언 선언서(living will declaration): 이 문서는 연명의료를 해서는 안되며 당신의 의사와 가족들에게 당신이 자연스럽게 죽는 것을 허용해달라고 말하기 위해 사용됩니다. 당신은 생전유언으로 모든 연명의료를 금지할 필요는 없습니다. 당신의 생전유언장에는 당신이 가지고 있는 특정 선택을 나열해야 합니다. 예를 들어, 생전유언장에는 당신이 인공호흡기를 거는 것은 원치 않지만 영양공급 튜브는 원한다고 명시할 수 있습니다. 심지어 다른 누군가가 당신을 대신하여 결정을 하도록 특정할 수도 있습니다.

연명시술 선언서(life-prolonging procedures declaration): 이 문서는 생전유언과 정반대의 것입니다. 만일 당신이 생명을 연장하기 위해 사용되는 모든 연명의료에 대한 치료를 원한다면, 당신은 이 문서를 사용할 수 있습니다.

위의 두 문서는 구두나 서면 또는 직접 선언을 파기함으로써 취소할 수 있습니다. 당신이 당신의 의사에게 말할 때만 그러한 취소는 효력을 발휘합니다. 위의 두 문서 중 하나를 사용할 경우, 두 명의 성인 증인이 있어야만 하고 당신의 서명이나 당신의 참석 하에 당신의 이름을 서명하도록 위임받은 사람의 서명이 서면으로 작성되어야만 합니다.

■ 정신의학적 사전지시서

법적 능력이 있다면, 그 사람은 정신의학적 사전지시서를 작성할 수 있습니다. 이 서면 문서는 당신의 선호를 표현하고 특정 진단명에 대한 치료 항목에 동의하는 것입니다. 이 지시서는 [당신의 의사결정능력이] 무능력한 기간 동안, 정신질환에 대한 치료를 제시합니다. 이 지시서가 유효하기 위해서는 특정 조건을 요구합니다. 인디애나 주법 제16-36-1.7조(Indiana Code § 16-36-1.7)는 이 유형의 사전지시서 요건을 규정하고 있습니다.

■ 병원 밖 심폐소생술 금지 선언 및 지시서

만일 당신이 말기 상태이고 심폐소생술을 원하지 않는다면, 병원에서 당신의 의사는 당신의 의무기록에 "심폐소생술 금지" 지시서를 작성할 것입니다. 만일 응급상황이 발생할 때 당신이 병원에 있지 않다면, 당신이 이송되는 병원이나 응급 의료진이 당신의 지시를 실행하기 위해 의료적 치료를 하지 않을 것입니다. 병원 밖에서 일어날 수 있는 상황을 대비하기 위해 병원 밖 심폐소생술 금지 선언 및 지시서(Out of Hospital Do Not Resuscitate Declaration and Order)는 당신의 바람을 명시하는 데 사용됩니다. 병원 밖 심폐소생술 금지 선언 및 지시서는 인디애나 주법 제16-36-5조(Indiana Code § 16-36-5)에서 찾아볼 수 있습니다.

이 [주]법은 자격이 있는 사람(qualified person)이 병원이 아닌 장소에서 심장이나 폐가 멈출 경우에 심폐소생술을 원하지 않는다고 말하는 것을 허용합니다. 이 선언서는 다른 사전지시서보다 더 중요할 수도 있습니다. 이 선언서는 다음과 같은 방식으로 언제든지 취소할 수 있습니다. 서면으로 서명과 날짜를 쓰거나, 문서를 파기하거나 취소하거나, 현장에서 이 지시서를 취소하는 당신의 바람을 의료제공자에게 전달함으로써 취소할 수 있습니다. 응급의료서비스(EMS)는 당신이 이 지시서를 지니고 있다는 것을 당신의 자택에 표시하여 알려주는 운영절차가 있습니다. 당신이 이 절차를 알아보기 위해서는 지역 응급의료서비스 제공자에게 문의해야 합니다.

■ 의료범위에 관한 의사 지시서(POST)

(POST 서식이라고도 언급되는) "의료범위에 관한 의사 지시서(Physician Orders For Scope of Treatment, 이하 POST)"는 다음 중 적어도 어느 하나에 해당하는 사람을 위한 직접적인 의사의 지시입니다.

1. 후기 만성진행성 질환(advanced chronic progressive illness)
2. 후기 만성진행성 노쇠(advanced chronic progressive frailty)
3. 합리적인 수준의 의학적 확실성으로 회복할 수 없고, 연명의료의 제공 없이는 단기간 내에 죽음에 이르는 부상, 질병(disease) 또는 질환(illness)에 기인한 상태
4. 만일 심부전이나 폐부전을 겪고 있어, 심폐소생술이 실패할 수 있거나 단기간 내에 죽음에 이르게 되는 반복적인 심부전이나 폐부전을 경험할 수 있는 의학적 상태

당신 또는 당신의 법적 대리인(legal representative)과 협의하여, 당신의 의사는 심폐소생술, 의학적 중재(통증 완화(comfort measures), 제한된 추가적 중재 또는 모든 치료(full treatment)), 항생제와 인공 영양공급에 관한 당신의 바람을 반영하는 지시서를 작성할 것입니다. 당신은 POST 서식에 "의료 관련 대리인"[추가적인 정보를 얻고 싶다면, 위에서 언급한 "의료 관련 대리인" 부분을 참고하십시오] 지정과 관련된 선택지를 추가적으로 가지고 있습니다. 만일 당신이 이전에 의료 관련 대리인을 지정하고, POST 서식에는 다른 사람을 지정한다면, POST 서식에 지정된 사람을 이전에 의료 관련 대리인 사전지시서에 지정한 사람으로 대체합니다(철회합니다). 인디애나 주의 POST 서식은 인디애나 주 보건부(Indiana State Department of Health) 웹 사이트 www.in.gov/isdh/25880.htm 에서 이용할 수 있습니다.

POST 서식은 당신(또는 당신의 법적 대리인)과 당신의 의사가 서명하고 날짜를 기재해야만 유효합니다. 서식의 원본은 당신의 개인 자산(personal property)이며 당신이 서식의 원본을 보관해야 합니다. 유효한 POST 서식 서류, 팩시밀리(팩스) 또는 전자 사본은 원본과 동일하게 유효합니다. 당신의 의무기록에 POST 서식 사본을 보관

하는 것이 당신의 의사에게 요구됩니다. 또한 POST 서식이 의료시설에서 작성된다면, 그 시설은 한 부의 사본을 진료기록에 보관해야만 합니다. POST 서식은 어떠한 의료 환경에서도 이용될 수 있습니다. POST 법(The Physician Orders for Scope of Treatment statute)은 인디애나 주법 제16-36-6조(Indiana Code § 16-36-6)에서 찾아볼 수 있습니다.

작성된 POST 서식은 다음과 같은 방법으로 언제든지 취소될 수 있습니다.

1. 당신이나 당신의 법적 대리인이 서면으로 서명하고 날짜를 기재[하여 취소]
2. 당신이나 당신의 법적 대리인이 POST 서식을 물리적으로 파기하여 취소
3. 당신이나 당신의 법적 대리인의 지시에 따라 또 다른 개인[의 취소][3)]
4. POST 서식을 철회할 의도가 있는 당신이나 당신의 법적 대리인에 의해 이루어진 구두 의사 표현

의료 제공자에게 철회에 대한 의견을 전달하자마자 철회는 효력을 발휘합니다.

■ 대리인 지정에 관한 위임장

"지속적인 대리인 지정 위임장(durable power of attorney)"이라고 언급되기도 하는 "대리인 지정 위임장(power of attorney)"은 사전지시의 또 다른 유형입니다. 이 문서는 당신의 일에 대해서 다른 사람을 허용하는 것을 승인하기 위해 사용됩니다. 당신의 대리인 지정 위임장은 재정적인 문제, 의료에 대한 권한 부여 또는 이 둘 모두를 다룰 수 있습니다. 이러한 권한을 다른 사람에게 줌으로써, 당신은 대리인 지정 위임을 그 사람에게 수여하게 됩니다. 당신이 선택한 사람에 대한 법률적 용어는 "(위임장에 의한) 대리인(attorney in fact)"입니다. 당신의 (위임장에 의한) 대리인은 변호사일 필요는 없습니다. 당신의 (위임장에 의한) 대리인은 당신이 신뢰할 수 있는 성인이어야만 합니다. 당신의 (위임장에 의한) 대리인은 당신이 문서에 나열한 방식으로만 당신을 대신하여 행동할 권한을 부여받습니다.

3) 원문은 "Another individual at the direction of you or your legal representative"으로 적혀있습니다.

그 문서에는 [아래의 사항들이] 있어야만 합니다.

1. 당신이 (위임장에 의한) 대리인으로 원하는 사람의 이름
2. (위임장에 의한) 대리인에게 행동할 권한을 부여하는 상황 열거
3. 당신이 부여하기를 원하는 권한 열거
4. 당신이 부여하기를 원하지 않는 권한 열거

당신이 대리인으로 임명한 사람이 책임을 질 필요는 없습니다. 대리인 지정 위임장을 작성하기 전에, 당신은 그 사람이 기꺼이 대리인으로 활동할 수 있는지를 확실하게 하기 위해 그 사람과 이야기를 나누어야 합니다. 대리인 지정 위임장은 의료 대리인을 지정하기 위해 사용될 수도 있습니다. 의료에 관한 권한은 당신의 (위임장에 의한) 대리인(attorney in fact)을 의료 동의에 관한 법(Health Care Consent Act)에 따라 당신의 의료 관련 대리인(health care representative)으로 임명하거나 또는 생전유언법(Living Will Act)에 따라 대리인 지정 위임장을 승인합니다. 대리인 지정 위임장이 의료 관련 대리인을 지정하는 데 사용될 경우, 이 사람은 당신의 의료 [의료 대리인 지정 위임장에 적힌] 대리인으로 불릴 것입니다. 의료 대리인 지정 위임장(health care power of attorney)은 의료 관련 대리인 사전지시(health care representatives advance directive)에 있는 의료 관련 대리인(health care representative)과 같은 역할을 일반적으로 수행합니다. 의료에 대한 권한은 아래의 내용을 포함하여 당신의 (위임장에 의한) 대리인을 허용할 수 있습니다.

1. 당신의 의료에 대한 선택을 할 수 있습니다.
2. 당신을 대신해서 의료 계약에 서명할 수 있습니다.
3. 병원이나 다른 의료시설에 당신을 입원시키거나 퇴원시킬 수 있습니다.
4. 당신의 진료기록 사본을 검토하거나 사본을 요청할 수 있습니다.
5. 당신의 이름으로 다른 많은 것들을 할 수 있습니다.

인디애나 주 대리인 지정 위임에 관한 법(Indiana Powers of Attorney Act)은 인디애나 주법 제30-5조(Indiana Code § 30-5)에서 찾아볼 수 있습니다. 당신의 대리인 지정 위임장은 공증인(notary public)의 입회 하에 서면으로 작성하고 서명되어야만 합니다. 당신은 언제든지 대리인 지정 위임장을 취소할 수 있지만, 서면 취소(written cancellation)에 서명하고 (위임장에 의한) 대리인에게 전달해야만 취소될 수 있습니다.

■ 어떤 사전지시서들을 사용해야 하나요?

사전지시서에 대한 선택은 당신이 무엇을 하려고 하는지에 달려있습니다. 위에서 나열한 사전지시서들은 단독으로 또는 함께 사용할 수도 있습니다. 비록 변호사가 필요하지는 않을지라도 당신이 사전지시서에 서명하기 전에 사람들과 이야기하는 것을 원할지도 모릅니다. 법이 복잡하기 때문에, 당신이 가지고 있는 의문점들과 법적 선택사항들에 관하여 변호사와 이야기 나누는 것은 언제나 현명한 일입니다. 변호사는 복잡한 가족문제에 대해 당신에게 조언하고, 당신이 인디애나 주법에 따라 올바르게 문서를 작성하였는지를 확인하는 데 종종 도움이 될 수도 있습니다. 만일 당신이 한 해 동안 하나 이상의 주에 거주한다면, 변호사가 도움이 될 수도 있습니다. 변호사는 다른 주에서 작성된 사전지시서가 인디애나 주에서 인정되는지를 당신에게 조언해 줄 수 있습니다.

■ 내가 사전지시서를 작성한 후에 마음을 바꿀 수 있나요?

당신의 가족 및 의료 제공자들과 사전지시서를 논의하는 것은 중요합니다. 당신의 바람을 아는 사람이 없다면, 당신의 의료적 바람을 따를 수 없습니다. 당신이 정신적으로 이상이 없는 한, 언제든지 당신이 작성한 사전지시서를 변경하거나 취소할 수 있습니다. 만일 당신이 마음을 바꾼다면, 가족, 의료 관련 대리인(health care representative), [대리인 지정 위임장에 적힌] 대리인, 의료 제공자들에게 말해야 합니다. 효력을 발휘하기 위해서 서면으로 당신의 결정을 취소해야만 할 수도 있습니다. 항상 의사와 직접 이야기하고, 그 의사에게 당신의 정확한 바람을 알려주어야 합니다.

■ 이러한 문서를 작성하는 데 도움을 줄 서식이 있나요?

많은 기관들에서 사전지시 서식을 구할 수 있습니다. 대부분의 의사, 병원, 의료시설이나 노인 집단은 서식을 제공하거나 자료를 제공하여 참조하도록 하고 있습니다. 이러한 집단들은 종종 그들이 운영하는 웹사이트에 그 정보를 게시하고 있습니다. 당신은 이러한 서식에 당신이 원하는 모든 것이 반영되어 있지는 않다는 것을 알고 있어야 합니다. 당신의 필요에 맞게 서식들을 수정할 필요가 있을지도 모릅니다. 비록 사전지시가 변호사를 요구하지는 않을지라도, 당신은 위에서 나열된 복잡한 법적 문서들을 작성하기 전에 다른 사람들과 협의하는 것을 원할 수도 있습니다.

일부 서식은 법으로 규정되어 있습니다. 법정 서식은 인디애나 주 보건부(ISDH) 사전지시 자료 센터(Advance Directives Resource Center) www.in.gov/isdh/25880.htm 에서 찾으실 수 있습니다. 해당 웹사이트에서 아래의 서식들을 이용할 수 있습니다.

- 생전유언 선언서
- 연명시술 선언서
- 병원 밖 심폐소생술 금지 선언서 및 지시서
- 의료범위에 관한 의사 지시서(POST)

■ 내가 사전지시서로 무엇을 해야 하나요?

당신이 사전지시서를 가지고 있다는 것을 당신의 의료 관련 대리인(health care representative), 직계가족 구성원, 의사, 변호사, 다른 의료 제공자들에게 알려야 합니다. 사전지시서를 둔 곳을 그들에게 말하십시오. 당신은 의사 및 다른 의료 제공자들에게 당신이 작성한 사전지시서가 당신의 영구적인(permanent) 의무기록 중 일부가 되도록 요구해야 합니다. 당신이 [의료대리인 지정 위임장에 적힌] 대리인을 지정했다면, 당신의 (위임장에 의한) 대리인에게 사전지시서 사본을 주어야 합니다. 당신은 사전지시[서]를 [작성]하였고 그 사전지시[서]를 둔 장소와 (위임장에 의한) 대리인이나 의료 관련 대리인(health care representative)과 연락할 사람이 누구인지를 지시한 작은 카드를 가방이나 지갑에 소지할 수 있습니다.

■ 추가정보

사전지시에 대한 자세한 정보를 얻기 위해서는 인디애나 주 보건부 사전지시 자료 센터 www.in.gov/isdh/25880.htm 를 방문해보십시오. 이 사이트는 법정서식, 소책자, 인디애나 주법과 다른 웹사이트의 링크주소를 포함하고 있습니다.

인디애나 주 보건부 웹사이트에는 공중보건에 대한 자세한 정보가 있습니다. ISDH 홈페이지 www.in.gov/isdh 를 방문해보십시오.

■ 사전지시 요약

□ 당신은 당신이 받는 의학적 치료를 선택할 권리가 있습니다. 사전지시는 당신이 의사소통을 할 수 없게 될 경우에 당신의 장래의 의학적 치료에 관한 발언권을 확실히 하는 데 도움을 줄 수 있습니다.

□ 당신이 서면 사전지시를 가지고 있지 않을지라도, 당신의 의사와 가족이 당신의 의료에 대한 바람을 알고 있다는 것을 확실히 하는 것이 중요합니다.

□ 사전지시서에 서명하거나 서명하지 않는다고 해서 차별대우를 할 사람은 아무도 없습니다. 하지만 사전지시서는 장래의 의학적 치료를 통제하는 방식입니다.

□ 이 정보는 사전지시에 대한 개요로 인디애나 주 보건부가 작성한 것입니다. 인디애나 주 보건부 변호사들이 당신에게 생전유언이나 사전지시에 관한 법률 자문을 제공해줄 수는 없습니다. 당신은 이 문제에 있어 조언이나 도움을 줄 수 있는 당신의 개인변호사 또는 대리인(representative)과 논의해야 합니다.

Indiana State Department of Health
2 North Meridian Street
Indianapolis, Indiana 46204
http://www.in.gov/isdh

3

미국의 POLST 입법 지침
(POLST Legislative Guide)

개요

미국은 최근에 사전지시의 문제점들을 보완하기 위해서 연명의료에 대한 의사 지시(Physician Orders for Life-Sustaining Treatment, 이하 POLST) 패러다임을 개발하여 도입하였다. POLST 패러다임은 중증질환을 앓고 있거나 노쇠한 환자가 1년 안에 사망하는 것이 의학적으로 놀라운 일이 아니라고 판단될 때, 의료 전문가들과 그러한 상태에 놓인 환자(또는 그들의 권한을 위임받은 대리인) 사이에서 의사소통을 도와주기 위해 고안된 임상절차를 의미한다. 미국의 POLST 프로그램을 추진하고 있는 '국가 POLST 패러다임 전문위원회(National POLST Paradigm Task Force, 이하 NPPTF)'는 승인 기준에 포함된 필수 요건을 만족시키기만 한다면, 양식과 절차에 있어서는 각 주의 다양성을 인정하고 있다. 현재 미국의 POLST 프로그램은 50개의 주 중 8개 주와 1개 특별자치구를 제외한 대다수 주에서 성숙(mature) 단계, 승인(endorse) 단계, 승인 추진(developing) 단계로 POLST를 제도적으로 수용하고 있는 추세이다.

POLST 입법 지침(POLST Legislative Guide)은 주 정부 차원에서 POLST 패러다임을 개발하면서 발생했던 일련의 법적, 규제적 범주의 문제를 해결하기 위해 NPPTF가 2014년 2월 28일 승인하여 발표한 것이다. 이 입법 지침은 2013년까지 POLST 패러다임을 실행했던 주들의 경험을 토대로 NPPTF가 미국신탁자문협회(American College of Trust and Estate Counsel)의 개인회원 두 명의 도움을 받아 POLST 패러다임에 대해 반복적으로 발생하는 정책, 법률적 · 규제적 쟁점 및 그러한 쟁점에 대한 POLST 패러다임을 개발한 주들의 대응법을 검토하기 위해서 법률적 실무위원회를 소집하여 논의한 결과물이다. 이 지침의 구성은 POLST 프로그램을 실행하고 있는 주 전역에서 가장 흔히 발생하는 12가지 법적이고 규제적인 질문 및 쟁점으로 이루어져 있다. 그리고 이러한 질문들과 쟁점들에 대해 POLST 프로그램을 실행하고 있는 주들의 집합적 학습 경험을 바탕으로 각 쟁점에 대해 선호하는 해결책을 제시하고, 각 쟁점과 세부쟁점에 대한 기술과 해석을 제공하여 임상적 합의에서 입법에 이르는 대응전략까지도 제시하고 있다.

POLST 입법 지침

2014년 2월 28일 승인

NPPTF

머리말

POLST 패러다임 개발은 법적/규제적 범주의 문제를 발생시켰고 주에서는 임상적 합의, 때로는 법률이나 규정, 그리고 때로는 지침(guideline)과 같은 다양한 방식으로 문제를 해결해왔다. 2013년까지 POLST 패러다임을 실행했던 여러 주의 경험을 토대로 NPPTF는 반복적으로 발생하는 정책, 법적 · 규제적 쟁점 및 POLST 패러다임을 개발한 주들의 [위에서 언급한 쟁점에 대한] 대응을 검토하기 위해 미국신탁자문협회(American College of Trust and Estate Counsel) 개인회원 두 명의 도움을 받아 법률적 실무위원회[1]를 소집했다. 이러한 과정의 결과가 본 POLST 입법 지침이고, 우리는 본 지침이 [위에서 언급한 법률적이고 규제적인] 쟁점들, [쟁점에 대응할 수 있는] 선택지, 그리고 모범 사례들을 잘 이해하는 데 도움이 되기를 희망한다.

본 지침에 반영된 기본 원칙은 현장의 광범위한 조언을 얻어 임상적 합의로 POLST 개발을 끌어내야 한다는 것이다. 아래 ***쟁점 2***의 논의에서는 POLST 프로그램을 만들 때, 입법이 정말로 필요한지 아닌지 검토할 것을 제안한다. 임종기 치료를 향상시키기 위한 POLST 패러다임: 실행에 있어 주의 잠재적 법적 장벽(*The POLST (Physician Orders for Life-Sustaining Treatment) Paradigm to Improve End-of-Life Care: Potential State Legal Barriers to Implementation*)이라는 논문에서는 POLST에 걸림돌이 되고 법률적 해결을 서두르게 하는 몇 가지 상황과 쟁점을 지적하였다.[2] 법률적 그리고/또는 규제적 변화를 어느 정도까지 추구하든지, 실제 임상에서의 혁신과 현장에서의 폭넓은 요구에 기반을 두고 지속적인 질 향상에 즉각적으로 반

---

1) Margaret Carley, Marilyn J. Maag, Thaddeus M. Pope, Charles P. Sabatino, Amy Vandenbroucke, and Robert B. Wolf.

2) Susan E. Hickman et al., "The POLST (Physician Orders for Life-Sustaining Treatment) Paradigm to Improve End-of-Life Care: Potential State Legal Barriers to Implementation," 36 *J. L. Med. & Ethics* 119-40 (2008), http://www.polst.org/educational_resource/the-polst-paradigm-to-improve-end-of-life-care-potential-state-legal-barriers-to-implementation에서 이용 가능하다.

응할 수 있도록 프로그램에 유연성을 구축하는 것이 중요하다.

본 지침은 POLST 프로그램을 실행하고 있는 주 전역에서 가장 흔히 발생하는 12가지 법적/규제적 질문과 쟁점으로 구성되어 있다. 본 지침은 NPPTF가 승인한 POLST 프로그램을 실행하고 있는 주의 집합적 학습 경험을 토대로 각 쟁점에 대한 추천 방안을 제안한다. 본 지침은 각 쟁점과 세부 쟁점에 대한 기술과 해석을 제공한다. 그리고 임상적 합의부터 입법에 이르는 다양한 대응전략을 위한 선택지를 제시한다. NPPTF는 지금까지의 경험상 각 주의 현행 건강의료결정 법(health care decisions laws)의 형태와 복잡함의 정도가 각양각색이라는 것을 확인했기 때문에 POLST법 모델 제공을 위한 시도는 하지 않았다. 모든 입법적 접근은 어떤 특정 주 내에서 효력이 발생할 수 있도록 실질적인 맞춤형 방식이 필요하다. 여기서 기술되는 어떤 선택지이든 주법에 맞추거나 [주법을] 수정 보완하기 위해 어느 정도 조정이 필요할 것이다.

본 지침은 지침 전반에 걸쳐 다음의 3가지 표현을 사용한다.

첫째, "POLST"이다. 주에서 실제로 사용하는 용어와 상관없이, 이 용어의 정의에 합당한 모든 프로그램에 대해 일반적인 명칭으로 사용한다(아래 ***쟁점 1***에서 자세히 설명한다).

둘째, 의료에 관한 의사결정을 대신하도록 권한을 위임받은 "대리인(surrogate)"이라는 용어이다. "권한을 위임받은 대리인(authorized surrogate)" 또는 단순히 "대리인"이라는 용어는 다음과 같은 것들을 포함한다.

- 의료대리인 지정 위임장(health care power of attorney)에 적힌 대리인(agent) (본 지침에서는 지정 대리인(appointed or named surrogate) 또는 의료대리인(health care agent)으로 언급하기도 한다)
- 의료에 관한 의사결정권을 가진 후견인(guardian) 또는 관리인(conservator) (본 지침에서는 법원이 지정한 대리인(court-appointed surrogate)이라고도 부른다)
- 주법에 따라 자연적으로 지정된 가족 대리인(또는 단순히 디폴트 대리인[3]

3) 디폴트 대리인은 법에 정해진 순서에 따라 지정된 대리인을 의미한다.

(default surrogate))과 특정 주에서 사용하는 용어와 상관없이 또 다른 유사하게 권한을 갖는 의사결정자.

대리인에 관한 더 자세한 설명은 ***쟁점*** *7*을 참조하라.

셋째, "의료 전문가(health care professional)"라는 용어의 사용이다. 이 용어는 임상 영역에서 활동하면서 POLST 작성 과정에 참여하는 의료 전문가를 의미한다. 본 지침에서는 POLST에 서명할 권리를 가진 의료 전문가에 가장 많이 초점을 둔다. 서명할 권한을 가진 전문가에는 면허를 가진 의사들뿐만 아니라 주의 실질적 법 범주에 따라 임상 간호사(nurse practitioners), 전문 간호사(physician assistants)도 포함할 수 있다. 간호사(nurses), 사회복지사, 목사를 포함한 다른 의료 전문가는 POLST에 서명할 권한은 없지만, 대체적으로 POLST를 지원하는 의료팀의 일원이다.

POLST 입법 지침-목차

쟁점 1 POLST의 정의는 무엇인가?

POLST 패러다임은 중병을 앓고 있거나 노쇠한 환자가 1년 안에 사망하는 것이 의학적으로 놀라운 일이 아니라고 판단될 때, 의료 전문가와 그런 환자(또는 환자의 권한을 위임받은 대리인) 사이에 의사소통을 도와주기 위해 고안된 임상절차이다. 이 절차는 공유된(shared), 충분한 정보에 의한 의학적 의사결정(informed medical decision-making)이 일련의 이동 가능한 의사 지시(a set of portable medical orders)로 이어지도록 장려한다. 의사 지시는 심폐소생술과 그 밖의 의학적 중재와 관련하여 환자의 치료 목표를 존중하고 모든 의료 환경에서 적용할 수 있다. 그리고 필요한 경우, 의사 지시는 검토와 수정도 가능하다.

POLST 패러다임의 기본 원칙은 환자의 목표에 대해 대화하는 것이다. 이상적으로, 환자와 의료 전문가가 관계를 유지하는 동안, 환자의 가치와 앞으로의 치료계획에 대해 대화하는 것이다. 환자가 중병에 걸렸거나 노쇠할 경우 의료 전문가와 환자는 진단명, 예후, 치료 목표와 같은 세부사항에 대해서 대화할 수 있다. 그 정보를 이용하여, 의료 전문가와 환자는 환자가 받고 싶거나 피하고 싶은 의학적 처치에 대해 함께 결정한다. 환자가 POLST 서식을 작성하면 의료 전문가는 [환자가 받고 싶거나 피하고 싶은 의학적 처치에 대한] 결정을 의사의 지시로 기록한다. 더 많은 정보는 ***쟁점 6A***를 참조하라.

POLST 패러다임은 매우 보기 쉽고 환자가 다른 곳으로 이동할 때 이동 가능한 의학적 서식의 사용을 추구한다. 이것은 심폐소생술 금지(do-not-resuscitate, 이하 DNR) 지시의 기능을 하고 여러 가지 상황에 대한 치료 방향을 제공한다. 서식 자체는 결과 중립적(outcome neutral)이다. 치료 범위는 단순 완화 치료부터 모든 치료까지 선택할 수 있다.

POLST 서식과 절차가 NPPTF가 승인한 기준에 포함된 필수 요건을 충족시키기만 한다면, POLST 패러다임은 서식과 절차의 주 특이적 다양성(state-specific variations)을 인정한다. "POLST 패러다임"은 주 연합체들(coalitions)이 POLST 프로그램을 실행할 때, 그들의 프로그램과 서식에 포함해야 하는 필수 요건에 대해 언급한다. 즉, NPPTF는 연합체 간 프로그램의 다양성을 인정한다. 그러나 NPPTF가 승인한 POLST 프로그램은 POLST 패러다임의 기본 원칙을 따라야 한다.

여러 POLST 프로그램 사이의 다양성 중 하나가 프로그램 명칭이다. 다양한 프로그램의 명칭에는 다음과 같은 것들이 있다.

- 의료 범위에 관한 의사 지시(Physician Orders for Scope of Treatment, POST)
- 연명의료에 관한 의학적 지시(Medical Orders for Life-Sustaining Treatment, MOLST)
- 의료 범위에 관한 의학적 지시(Medical Orders for Scope of Treatment, MOST)

이미 언급했듯이, "POLST"라는 용어는 이 지침 전반에 걸쳐 사용될 것이다. "POLST" 용어 자체는 POLST 서식에 구현된 일련의 의사 지시를 의미하는 반면에 "POLST 패러다임"은 의사소통과 의사결정 모든 과정을 반영하고자 한다. "POLST 프로그램"이라는 용어는 특정 주에서 POLST 패러다임을 실행하는 방법을 의미한다.

쟁점 1A: POLST는 사전지시의 다른 형태인가?

POLST는 사전지시(advance directive)도 아니고 사전지시를 대체하는 것도 아니다. 그러나 사전지시와 POLST 모두 적절히 사용할 경우, 환자의 바람을 소통하는 데 도움이 되는 사전 치료계획 문서이다.

사전지시는 (1) 개인이 의료에 관한 의사결정 능력을 상실한 경우, 그 개인이 자신을 위해 의학적 의사결정을 대신해 줄 사람이나 사람들을 지정하는 서식이다(전형적으로 이를 "의료대리인 지정 위임장(health care power of attorney)"이라고 부른다). 그리고/또는 (2) 전형적으로 임종기 의료(end-of-life care) 상황에서 의학적 의사결정에 대한 지침이나 지시를 제공하는 서식이다(우리는 종종 이것을 "생전유언(living will)"이라고 부른다). 사전지시는 환자에게서 나온 지시(direction)이지 의사에게서 나온 지시가 아니다.

대조적으로, POLST는 한정된 환자 집단에만 적용되고 제한된 숫자의 중요한 의학적 결정을 처리하는 일련의 의사 지시로 구성된다. POLST는 해석적인 도구로 쓰이고 치료의 연속성을 보증하는 역할을 한다는 점에서 사전지시를 보완하기 위해 계획된 것이다.

사전지시에 명시한 환자의 바람은 치료를 지시하는 데 자주 비효과적인 것으로 밝혀졌다. 왜냐하면 [사전지시에 명시한 환자의 바람이] (1) 환자가 현재 처해있는 특정한 의학적 상황을 기술하고 있지 않기 때문이다. (2) 진료 기록에 자주 기록되지 않기 때문이다. (3) 여러 의료 상황에서 반드시 환자를 따라 올 필요는 없기 때문이다. (4) 의학적 지시와 임상 프로토콜을 통한 치료계획을 지시하지 않기 때문이다.

개인이 응급의료 구급대원에게 도움을 요청하는 상황에서는 특히 문제가 된다. 의료지도[4]를 통해 상쇄할 만한 지시가 없거나 병원 밖에서 일어나는 심정지에 대한 DNR 지시(out-of-hospital DNR orders, 이하 병원 밖 DNR 지시) 또는 POLST를 유효한 것으로 인정하여 따르라는 프로토콜이 없다면, 응급의료 구급대원은 이용 가능한 모든 생명 유지 시술을 시행할 의무가 있다. POLST는 환자가 심정지를 일으켰을 때만 적용하는 병원 밖 DNR 지시를 확장하여, 중병을 앓고 있거나 노쇠하여 1년 이내에 사망하는 것이 의학적으로 전혀 놀라운 것이 아닌 환자를 위한 다양한 의학적 중재 시술까지 포함한다. DNR 지시를 넘어선 이 단계가 POLST 패러다임의 핵심이다. POLST에는 환자가 심폐소생술을 원하는지 묻는 항목이 있지만, 이것이 POLST에서 임상적으로 가장 유용한 부분은 아니다. 환자의 임종기 치료 목표에 대해 충분히 의사소통하였고 치료 목표가 존중되었다는 것을 보장하기 위해서, 환자의 치료 목표나 환자가 원하는 의학적 중재 수준을 자세히 기록한 부분이 POLST에서 가장 중요하다. 환자가 자신의 의학적 상황을 이해하고 완성된 POLST 서식에 환자 자신의 치료 목표를 확실하게 반영한다는 것을 보장하기 위해 POLST는 환자와의 심도 있는 상담과 의사소통을 요구한다.

사전지시는 성년 이후 성인이 사망할 때까지 의료에 관한 의사결정의 지침을 제공한다는 점에서 여전히 임상적으로 중요하다. POLST를 사용하는 것이 적절한 경우에, 존재하는 사전지시는 의료 전문가와 POLST를 논의하는 데 있어 환자의 선택 형성에

4) 지도의사가 응급구조사나 구급대원과 함께 현장에 출동하여 환자에 대한 처치를 수행하거나 유무선으로 지도하는 것을 말한다.

도움이 될 것이다. 그리고 사전지시의 가장 가치 있는 기능은 신중하게 대리인을 지정하는 것이며 이것은 POLST를 작성하고 재검토하고 실행할 때, 명백하게 법적 권한을 가진 어떤 사람이 더 이상 의사결정 능력이 없는 사람을 대변할 수 있다는 것을 보증한다.

사전 치료계획의 핵심요건은 의료 전문가, 환자, 환자와 가까운 사람들(특히 환자 대리인의 신분을 가진 사람)이 사전 치료계획에 대해 사려 깊고 도움이 될 만한 대화를 나누는 것이다. 환자들은 (a) 대리인의 신분을 가진 개인에게 본인이 대리인으로 지정되어 있음을 알게 해야 한다. 그리고 (b) 잠재적 미래의 대리인을 사전 치료계획에 관한 대화에 참여시켜 대리인이 환자의 가치와 신념을 깨닫게 해야 한다. 이것 [(a)와 (b)]은 불가피하게 대리인이 환자를 위한 치료목표를 정하게 될 때 대리인을 더 편하게 해 줄 것이다.

또한, 임상 문제처럼 환자와 의료 전문가가 POLST를 주기적으로 검토할 것을 권장한다. 그리고 다음과 같은 경우에도 POLST 검토를 권장한다.

(1) 환자가 어떤 치료 수준에서 다른 수준의 치료 상황으로 이전될 때 또는
(2) 환자의 건강 상태에 실질적인 변화가 생길 때 또는
(3) 환자의 치료 목표 그리고/또는 치료법에 대한 선호가 변할 때

주기적인 검토는 환자의 질병상태에 따라 POLST 서식이 치료에 대한 환자의 바람을 정확히 문서화한다는 것을 보증한다. 반면, 사전지시는 주기적으로 검토하지 않는다. 사실상, 의료 전문가들은 사본 요청이 절차의 일부가 아니라면 환자가 사전지시를 가지고 있다는 것조차 알아채지 못할 수 있다(그리고 그때조차도 사본이 가장 최근 버전이라는 것을 확신하기도 어렵다). 자세한 내용은 ***쟁점 9B***를 참조하라.

입법자들은 증인 입회, 의사능력 유무 평가 절차, 문서화를 포함한 법적 보호 장치들을 사전지시에 만들었다. 이 모든 보호 장치들은 사전지시의 장래 치료계획에 대한 진정성을 확보하게 해준다. 왜냐하면 사전지시는 실행되기 훨씬 이전에 작성되는 경우가 흔하고, 일반적으로 의학적 상담 없이 작성되기 때문이다. 사전지시 법은 유언, 신탁, 다른 법적 행위를 하는 것과 유사한 형식적인 절차의 타당성을 확보하는 법적 매매 모델(legal transactional model)에서 끌어왔다.

반면에, POLST는 중병을 앓거나 노쇠한 환자가 1년 안에 사망하는 것이 의학적으로 놀라운 일이 아니고 그 결정이 확고하고 분명하며 현 시점에 관한 것인 임종기 단계에 적합하다. POLST를 위한 의사결정 모델은 의료 전문가와의 직접적인 상호작용에 의한 공유 의사결정 중의 하나이다. 사전지시에 요구되는 대부분의 형식성은 공유 의사결정 모델을 장려하기보다는 방해한다. 왜냐하면, 사전지시에 요구되는 형식성은 [의사결정] 과정을 훌륭한 의사소통보다는 법적인 형식성을 더 강조하는 묵시적인 대립적 맥락(adversarial context)을 통해서 만들어 나가기 때문이다. 아래의 사전지시와 POLST 비교표를 참조하라.

사전지시와 POLST 패러다임 서식의 핵심 비교[5)]

	사전지시	POLST 패러다임 서식
대상	모든 성인	중병을 앓거나 노쇠한 자
적용시기	장래 치료/장래 상태	현재 치료/현재 상태
작성시점	어떤 상황에서든지 작성 가능하며 반드시 의학적 상황일 필요는 없음	의학적 상황
결과물	대리인 지정과 선호하는 것에 대한 진술	공유된 의사결정을 근거로 한 의사의 지시
대리인의 역할	작성할 수 없음	환자의 의사결정능력이 부족하면 동의(consent)할 수 있음[6)]
이동성(portability)	환자/가족 책임	의료 전문가 책임
주기적인 검토	환자/가족 책임	실행하는 제공자 책임

대다수의 성년 이후의 성인이 그렇듯, 사전지시가 존재하지 않을 때, 의학적으로 1년 안에 사망하는 것이 놀라운 일이 아니고 중병이나 노쇠를 이제 직면하게 되는 환자에게는 POLST가 필수적인 의료 의사결정 도구로써 여전히 유용하다. 만약 환자가 POLST에 대한 논의를 할 수 있다면, 환자는 대리인을 지정할 수도 있을 것이고 그렇게 하도록 장려해야 한다. 더 이상 환자가 대화에 참여할 수 없을지라도 대리인이 그 대화를 지속할 수 있다면, POLST 검토를 둘러싼 지속적인 토론 능력은 가장 잘 보장된다(대리인이 POLST 변경을 할 수 있는지에 대한 논의는 ***쟁점 7B***를 참조하라).

---

5) 위의 표는 Bomba, P.A., Kemp, M. and Black, J.S. POLST: An improvement over traditional advance directives. Cleveland Clinic Journal of Medicine. July 2012, vol. 79, Issue 7, p.457-64에서 제시한 표를 일부 수정하였다.

6) POLST 서식에 동의할 수 있는 대리인의 권한은 주마다 다르다. ***쟁점 6***과 ***쟁점 7***을 참조하라.

쟁점 2 POLST를 확립하기 위해 입법은 필요한가?

추천하는 방안: 더 추천할만한 접근법은 없다. 즉, 각각의 연합체가 각 주의 독특한 문화를 고려하여 입법적 접근과 비입법적 접근을 모두 평가하고 최선의 행동방침을 결정해야 한다. NPPTF는 연합체에 입법이 POLST 프로그램 성공을 보장하는 데 도움이 된다라는 가정을 하지 말라고 경고한다. 입법을 진행하기 전에, NPPTF는 연합체에 프로그램의 모든 구성요소와 법률 제정이 제공하게 될 혜택에 대해 신중하게 고려할 것을 조언한다(일단 법률이나 규정이 제정되면, 그것들의 삭제는 어렵거나 불가능하다).

법률 제정이 최선의 방법일지라도, POLST 프로그램의 모든 요소를 법률 내에 포함할 필요는 없다. NPPTF는 어떤 법률이나 규정에도 엄격한 POLST 서식 언어를 포함하지 말 것을[7] 강력하게 권고한다. 서식은 새로운 연구나 향상된 의료를 반영하기 위해 정기적으로 갱신할 필요가 있다. 만약 서식이 성문법의 변화로 인해 입법 과정을 거쳐야 할 필요가 있거나 심지어 변경을 위해 규제기관의 검토를 거쳐야 할 필요가 생긴다면, 서식을 갱신하는 것은 긴 과정이 될 것이다. POLST 서식에 대한 자세한 정보는 ***쟁점 4***를 참조하라.

어떤 주에서는 임상적 합의를 통한 POLST 프로그램 확립이 더 바람직한 방법임을 알게 되었다. 그런 주에서 POLST는 의사 지시로 실행되는 임상 프로그램이기 때문에, 의료 전문가는 POLST를 다른 의사 지시처럼 간주하였고 통상적으로 의사 지시는 법률로 제정할 필요가 없다.

일부 주에서는 임상적 합의를 통한 비입법적 접근법을 성공적으로 사용해왔다(예를 들면, 오리건 주와 펜실베이니아 주). 그리고 비입법적 접근법은 POLST 프로그램을 만들고 실행하는 데 더 유연하다는 이점이 있다. 광범위한 임상적 합의는 일반적으로 용인되는 의료행위의 표준을 확립한다. 그러나 의미 있는 POLST 프로그램 실행을 위해서, 주 정부의 보건부나 의료 면허국(healthcare licensing board)으로부터 승인을 받을 필요가 있다.

7) 원문의 not에 밑줄이 있어 원문 그대로 표시하였다.

예를 들면, 오리건 주는 처음부터 의료 전문가 합의를 통해 POLST 패러다임을 채택했다. 이후에 오리건 주 의사회 규칙을 변경하고 응급의료 구급대원의 실행 지침을 수정하여 의료 전문가 합의를 통한 POLST 패러다임 채택을 지지했다. 수정한 응급의료 구급대원 실행 지침에서는 응급의료 구급대원이 의사, 임상 간호사 또는 전문 간호사가 작성한 연명의료 지시를 준수하도록 변경했다.[8] 더불어 오리건 주 의사회는 응급실이나 병원에 있는 의사들이 환자가 그 병원에 입원하는지와 상관없이 서식에 서명한 환자의 POLST를 이행하도록 규칙을 정했다. 이러한 점진적인 접근법은 입법 과정에서 발생하는 복잡하고 정치적인 문제를 다시 처리할 필요 없이, 오리건 주 POLST 전문위원회가 경험을 교훈삼아 POLST 서식을 수정하고 오리건 주 POLST 프로그램을 정기적으로 변경할 수 있도록 하였다. 최근에, 오리건 주는 오리건 주 POLST 등록소를 만들기 위해 법률을 제정하였다. 법률은 자금을 지원하고 환자가 특별히 옵트 아웃(opts-out)을 하지 않았다면, 서식에 서명한 의료 전문가가 등록소에 서식을 제출하도록 의무화했다. POLST 프로그램이 합의로 만들어졌건 법이나 규정으로 만들어졌건 간에, POLST 프로그램은 시간이 지남에 따라 근거기반연구 과정, 질 향상 과정, 임상 경험 등을 통해 진화할 수 있도록 유연함이 요구된다.

쟁점 2A: 입법은 언제 필요한가?

(1) POLST 프로그램 실행에 법적 문제를 일으키는 특별한 장벽이 주법에 존재하거나, (2) 실행에 심각한 장벽이 되는 정치적 현실, 임상의료 현실이 존재할 때 입법이 필요하다.

힉맨(Hickman) 등은 2008년 논문에서 일부 주에 존재하는 주법상의 장벽을 보고했다.[9] 예를 들면, 일부 주는 병원 밖 DNR 지시에 대해 DNR과 결합되어 있는 다른 [의학적] 지시는 허용하지 않는 법제화된 상세한 요건을 가지고 있다. 그런 조항은 명백히 POLST에 걸림돌이 된다. 일부 주는 POLST 패러다임이 제시한 것보다 더 제한적인 특정 진단명에 대해서만 병원 밖 DNR 지시 프로토콜을 사용하도록 제한한다. 그리고 일부 주는 대리인이 연명의료 중단에 동의하는 것에 상당한 제한을 두어 대리인에

8) Ore. Admin. Reg. §§ 847-010-0110 & 847-035-0030(6) 참조.

9) 앞의 주석 2 참조.

게 의존하는 환자의 경우에는 POLST의 사용이 어렵게 되어 있다. 그러나 불가능한 것은 아니다. 대리인의 권한에 대한 것은 ***쟁점 7***에서 더 자세히 참조하라.

정치적 장벽과 의료 장벽은 객관적으로 평가하여 정량화하기가 더 어렵다. [정치적 장벽과 의료 장벽]은 자주 입법 주도와 비입법 주도의 효용성이나 결과에 대한 판단을 요구한다. 예를 들면, 전국적으로 POLST 프로그램을 통일하는 것은 프로그램의 성공을 위해서 중요하다. 다양한 의료기관과 의료 체계 사이에서 임상적 합의로 POLST 프로그램 통일을 이룰 수 있을까? 그런 식의 진행은 엄격하거나 비실용적이거나 융통성이 없는 입법의 위험을 피할 수 있다. 반대로, 통일된 체계를 지향하는 입법은 주들 사이에 실무의 불일치를 피할 수 있고 실행의 수용을 확대시킨다. 유사하게 POLST를 이용하는 데 있어 의료 전문가의 확신은 중요하다. 만약 의료 전문가들이 POLST를 실행하는 데 있어 의료 과실 책임이나 징계 제재를 지나치게 두려워한다면, 의사들 사이에서 법적 면책이 우선순위가 될 수 있다. 법적 면책 조항에 대한 자세한 논의는 ***쟁점 10***을 참조하라.

뉴욕 주는 좁은 법적 장벽을 목표로 한 사례를 제시한다. 뉴욕 주 DNR 법은 뉴욕 주가 규정한 DNR 서식의 어떠한 변경도 금지하였다. 2005년에 제정된 법률은 주 보건부(Health Department)가 승인한 대체 서식으로 시범 지역에서 예비조사를 할 수 있도록 허용하였고, 응급의료 구급대가 "기관 삽관을 하지 마시오."라는 지시를 따르도록 허용하였다. 두 지역에서 3년간의 성공적인 시범 사업은 주 전체 지역에서 대체 서식을 허용하도록 법률을 변화시켰다. 법률은 뉴욕 주의 2010년 가족건강의료결정 법(2010 Family Health Care Decisions Act)[10]에서 그동안 부족했던 명백한 임상적 대리기준에 근거한 대리인의 동의 절차 문제를 다루면서 더 개선되었다. 이와 같이 법률은 제한적으로 특정 장벽을 목표로 삼아 주 보건부가 승인한 서식과 절차의 세부사항을 따르게 하였다. 유일하게 승인한 대체 서식은 뉴욕 주 보건부의 연명의료에 관한 의학적 지시(Medical Orders for Life-Sustaining Treatment, MOLST) 서식이다.

10) 뉴욕 주 공중 보건법 (N.Y. Pub. Health Law) § 2994-dd(6).

쟁점 3 어떤 사람이 POLST 서식을 받아야 하는가?

이것은 의학적이고 사적인 결정이다. 이 문제가 법적 쟁점이 되는 경우는 주법이 POLST와 관련이 있는 특정 의학적 의사결정이나 [POLST와 관련이 있는] 병원 밖 DNR 지시에 적용되는 의학적 전제조건을 강요할 때 뿐이다.

추천하는 방안: POLST 패러다임은 1년 이내에 사망하는 것이 의학적으로 놀라운 일이 아닌 심각한 질병을 가지고 있거나 노쇠한 사람을 위한 것이다. POLST 서식은 환자의 현재 치료 목표를 반영하는 일련의 현재 (또는 지속적인) 의사 지시이다. 어쨌든 적어도 두 개의 연구는 (이 연구들도 완벽하지는 않지만,) 이러한 임상적 경험치(즉, 1년 이내에 사망하는 것이 놀라운 것이 아니다)가 의료 전문가에 의해 합리적으로 적용될 수 있다고 보고하였다. 한 암환자 연구에서 "죽음이 놀라울 것"이라는 환자들 중 3%가 사망한 것에 비해 "죽음이 놀랍지 않을 것"이라는 환자들 중에서는 41%가 사망했다.[11] 마찬가지로 투석환자 연구에서 "죽음이 놀라울 것"이라는 환자들 중에서는 11%가 사망하였고 "죽음이 놀랍지 않을 것"이라는 환자들 중에서는 29%가 사망했다.[12] 두 연구에서의 차이는 통계적으로 의미가 있다. 질병의 예후와 진행속도를 결정하는 것은 어렵기 때문에 NPPTF는 주 정부가 POLST 사용시기를 법으로 정하지 못하게 막았다. 환자가 말기질환 상태라는 것을 결정하는 것이나 환자가 5년 후에 사망할 것이라는 예후를 법적으로 정하는 것이 부적절한 시기의 예이다. 두 가지 경우 모두 NPPTF는 강하게 금지하고 있다.

쟁점 3A: 주 사전지시 법(advance directive laws)에 있는 특정한 의학적 전제조건이 POLST에 필수적인가?

추천하는 접근법은 위에서 기술한 [1년 이내에 사망하는 것이 의학적으로 놀라운 일이 아닌 심각한 질병을 가지고 있거나 노쇠한] 임상적인 조건을 충족시키는 사람은 누구든지 POLST를 이용할 수 있도록 하는 것이다. 주 의료사전지시 법(a state's health

---

11) Alvin H. Moss, et al., "Prognostic Significance of the "Surprise" Question in Cancer Patients," 13(7) *J. Palliative Med.* 837-40(2010).

12) Alvin H. Moss, et al., "Utility of the "Surprise" Question to Identify Dialysis Patients with High Mortality," *Clinical J. Am. Soc'y. Nephrol.* 1379-84(2008).

care advance directive laws)에 따라 주법이 개인과 의료 전문가의 자유를 제한하는 경우에, 정책 입안자들은 사전지시 및 POLST의 본질과 기능에 어떤 차이점이 있는지를 이해할 필요가 있다.

주 사전지시 법은 사전의료지시(health care directives)에 의학적 전제조건을 강제할 수 있다. 사전의료지시는 POLST 프로그램과 관련하여 혼란을 야기할 수 있으나, 근본적으로 POLST의 기능을 방해해서는 안 된다. 예를 들면, 펜실베이니아 주에서 생전유언이 실행되려면 환자는 의사무능력자이면서 영구적으로 의식이 없거나 "말기 상태(terminal condition)"와 매우 유사한 용어인 "임종기 의학적 상태(end-stage medical condition)"로 고통 받고 있어야 하지만 기대 여명 기간에 대해서는 어떤 명시적 또는 묵시적 언급이 없다. 그러나 POLST는 생전유언도 아니고 사전의료지시도 아니다. POLST는 환자의 현재 상태를 고려하여 즉각적으로 효력이 발생하는 의사 지시이다. 대조적으로 생전유언은 미래의 말기 의학적 상태나 영구적인 무의식 상태가 되었을 때 내리게 될 결정에 대한 지침을 의료 전문가에게 제공하는 지시이다. 일반인이 생명이 위급한 상황이라는 것을 알기 오래전에 작성한 의학적 지시는 의도하지 않은 결과를 낳을 위험성이 있기 때문에, 생전유언과 같은 사전지시의 효력이 발생하게 되는 때에 제한을 두는 것은 정당화되어 왔다.

POLST 서식은 현 시점에서 충분한 정보를 제공받고 공유된 의료에 관한 의사결정을 기록하는 것이다. 환자가 의료에 관한 의사결정 과정에 참여가 가능할 때(즉, "의사결정능력"이 있는 한) 의료 전문가들과 POLST를 작성한 경우라면, 환자가 어떤 가능한 의학적 중재에 대해 동의하거나 거부할 권리를 제한할만한 설득력 있는 이유는 없다. 그래서 POLST의 시행은 충분한 정보 제공에 의한 동의를 반영한 헌법상, 관습법상 그리고 제정법상 환자 권리의 달성이다.

생전유언에 적용하는 주법상의 제한을 POLST 프로그램에 적용해서는 안 된다. 그리고 환자의 목표 및 가치와 일치하는 치료와 처치를 받고 존엄성을 존중받으며 원치 않는 과도하고 부담스러운 치료를 피하기 위해서 사전의료지시에 대한 이러한 제한들을 시간이 지난 후 환자의 기본적인 자유 이익에 비추어 재평가해야 한다.

쟁점 3B: 주 병원 밖 DNR 법령(state out-of-hospital DNR order statues)에 있는 의학적 전제조건을 POLST에 적용해야 하는가?

주 병원 밖 DNR 지시 법령에는 병원 밖 DNR 지시를 발급하기 위한 의학적 전제조건이 포함될 수 있다.[13] POLST 서식이 심폐소생술을 시도할지 말지에 대한 지시를 포함하고 있어서, 주법상의 DNR 지시를 위한 특정한 의학적 전제조건의 존재는 POLST에 장벽이 될 수 있고 불일치를 낳을 수도 있다. 더 나아가 어떤 주에서는 주법에 병원 밖 DNR 지시에 대한 세부사항을 정해놓고 부가적인 지시의 추가를 금지하기도 한다.[14]

병원 환경에서 DNR 지시는 심폐소생술만큼이나 실제적인 임상업무 문제로 여겨져 왔다. 병원에서 DNR 지시의 사용은 적절한 임상적 판단에 근거하고 통상적으로 환자에게 충분한 정보를 제공하고 얻은 동의에 기반을 둔다. 병원 밖 DNR 지시 법령은 심폐소생술에 대한 프로토콜이 부적합한 곳에서 응급 구조사에게 명확한 방향을 제시하고 응급 구조사를 보호할 필요성 때문에 생겨났다. 병원 밖 DNR 지시가 적힌 목걸이나 팔찌는 응급의료 제공자에게 정보와 권한을 제공한다.

예: 펜실베이니아 주에는 (1)환자가 말기 의학적 상태(end-stage medical condition)이거나 (2)소생술을 하지 않겠다는 생전유언을 한 환자가 영구적으로 의식이 없는 경우에, 주치의를 통해 환자가 이용 가능한 [병원 밖 DNR] 지시를 목걸이나 팔찌로 만들어주는 병원 밖 DNR 법이 있다. POLST 서식의 필요성과 타당성을 연구하기 위해 법률에 따라 조직된 주 전체 자문위원회는 말기 의학적 상태의 환자에게만 POLST 서식을 작성하도록 제한을 두는 방안과 기존의 병원 밖 DNR 지시 서식을 동등한 독립적 형태의 서식으로 남겨놓는 방안 사이에서 양자택일에 직면해 있다. 자문위원회는 의학적 전제조건 없이 POLST와 병원 밖 DNR 지시를 결합할 수 있도록 허용하는 입법적 변화를 첫 번째 선택지로 권고하면서 후자[기존의 병원 밖 DNR 서식을 동등한 독립 형태의 서식으로 남겨놓는 방안]를 선택했다.

---

13) '심폐소생술을 시도하지 마세요(Do Not Attempt Resuscitation(DNAR))'와 '자연사를 허용하세요(Allow Natural Death(AND))'는 '심폐소생술을 하지 마세요(DNR)'의 바람직한 대체 용어로 떠오르고 있지만, 대부분의 주법은 '심폐소생술을 하지 마세요'라는 용어를 여전히 사용하고 있다.

14) 앞의 주석 2 참조

중병을 앓고 있거나 노쇠하여 의학적으로 1년 이내에 죽는 것이 전혀 놀랍지 않으면서 의사결정능력을 가진 환자는 말기 의학적 상태가 아니더라도 심폐소생술을 거부할 수 있어야 한다. 이런 결정을 할 대리인의 권리는 ***쟁점*** *7*을 참조하라.

쟁점 4 주의 POLST 서식 언어에 대한 책임은 누구에게 있는가?

추천하는 방안: POLST의 절차와 세부양식을 법령(statute)이나 규정(regulations)으로 정해놓아서는 안 된다. POLST의 절차나 세부양식은 광범위한 기초지식을 가진 포괄적인 분과위원회(working group)에 위임해야 한다. 분과위원회의 위원들은 자신들의 경험, 현재의 연구, 전문영역을 토대로 조언을 제공한다. 그런 연합체나 감독위원회의 권한은 법령으로 정할 수 있고 필요하다면, 위원회를 소집하고 적절한 국가 부서(예: 보건부(department of health), 노인부(department of aging), 의사면허국(medical licensing body) 등)와 협력을 통해 POLST 서식과 절차를 승인하는 권한을 줄 수 있다.

쟁점 4A: 주 전역에서 하나의 통일된 POLST 서식을 사용해야 하는가?

의료 전문가들이 통일된 POLST 서식을 사용함으로써 문서를 쉽게 인지하고 이해하고 실행할 수 있도록 하는 것이 중요하다. 지역 간 차이나 의료 시스템 차이로 혼란과 오해가 발생하고 서식의 임상적 · 정치적 수용을 약화시킨다. 또한 POLST 서식을 쉽게 이용할 수 있어야 하는데 웹사이트로부터 내려 받는 방식을 예로 들 수 있다.

POLST 패러다임의 목표는 주 사이에 호혜주의(reciprocity)가 용이하도록 모든 POLST의 서식과 내용에서 획일성을 더 많이 갖게 하는 것이다. 그래서 NPPTF는 승인 과정 동안 서식의 구성 필수요건과 권고사항 준수를 강조한다. 현재 피할 수 없는 차이라면, 환자들에게 그들의 바람이 병원에서뿐만 아니라 주의 경계를 넘어가더라도 정말로 전달될 것이라는 확신을 주기 위해 모든 POLST 프로그램을 가능한 일치시키는 것이 이득이다.

쟁점 4B: 법률 안에 POLST 서식을 포함해야 하는가?

어떤 POLST 프로그램이든지 만드는 동안에는 하나의 성과로 높이 평가된다. 최초로 실행되는 POLST 서식은 의학의 변화, 의료전달 시스템의 변화, 새로운 연구, 현장에서의 피드백으로 인해 미래에 가장 적합한 서식이 될 수 없다. 일부 주(예: 루이지애나 주)에서는 주 전역에 걸쳐 통일성을 부여하고 POLST 서식에 기재된 지시를 준수한 것에 대한 책임을 면제해주기 위해 법령 안에 철자 하나도 다르지 않게 그대로의 POLST 서식을 채택했다. 루이지애나 주는 표준이 아닌 예외의 경우이고 NPPTF가 추천하는 방식도 아니다.

쟁점 4C: 통일된 POLST 절차와 서식을 만들기 위한 가장 성공적인 방법은 무엇인가?

확립된 POLST 프로그램에 대한 연구를 통해 성공적인 POLST 서식의 생성을 용이하게 하는 가장 중요한 요소 중 하나가 "의사 챔피언들(physician champions)[15)]"이라는 핵심 단체임을 밝혀냈다.[16)] 이 단체는 광범위하고 포괄적인 전문위원회나 연합체(coalition)와 함께 작업한다. 연합체에는 임종기 의료에 공헌하는 다양한 기구의 대표자들이 포함되어야 한다. [임종기 의료에 공헌하는 다양한 기구에는] 주 의사회, 주 변호사회, 응급의료체계 제공자, 병원, 장기요양 치료자, 간호사 연합회, 호스피스 협회, 지역사회 장애인 단체 및 다른 소비자 단체와 특히 환자의 보호를 고려하는 종교단체 등이 포함된다.

이러한 연합체는 POLST를 위한 "본부(home)"역할을 할 수 있는 전국적 조직(statewide organization)을 필요로 한다. 연합체에 행정적 지원과 조직적 지원을 제공해 줄 실효성 있는 관리기관도 필요하다. 관리기관은 의사협회나 병원협회, 대학 또는 다른 교육시설, 호스피스 협회, 주 변호사협회, 주 보건부와 같은 정부기구, 진행된 질병 치료나 임종기 치료 문제에 중점을 두고 일을 하는 비영리단체 등이 될 수 있다. POLST 프로그램을 실행할 때, 결국 이런 관리기관이나 또 다른 단체나 독립체는

15) "의사 챔피언들(physician champions)"은 일관성 있고 신뢰할만한 방식으로 환자를 치료하여 동료 의사들로부터 존경받고 좋은 임상결과를 제공하는 뛰어난 임상의들로 구성되어 있으며 우리가 치료를 필요로 할 때 의지하게 될 사람들이고 지역 사회 치료개선을 위해 자신의 지식과 경험을 활용하는 숙련된 전문가들을 일컫는다.

16) Charles P. Sabatino & Naomi Karp, *Improving Advanced Illness Care: The Evolution of State POLST Program*, (AARP Public Policy Institute, April 2011), http://www.aarp.org/health/doctors-hospitals/info-04-2011/polst-04-11.html (accessed Jan. 24, 2013)에서 이용 가능하다.

POLST 프로그램의 지속적인 관리와 감독을 반드시 제공할 필요가 있다. 지속적인 관리는 ***쟁점 11***에서 다룬다.

연합체는 NPPTF를 통해 이용 가능한 원조와 자원을 사용해야 한다. NPPTF는 전국적으로 임종기 의료에 대한 교육[활동], 지원[활동], 연구[활동]에 몰두한다. 그래서 각 주의 분과위원회는 다른 분과위원회의 경험과 통찰력, 그리고 NPPTF가 국가 차원에서 실행한 연구로부터 배울 수 있다.

쟁점 5 어떤 의료 전문가가 POLST 서식을 작성할 수 있는가?

추천하는 방안: POLST에 대한 환자의 접근을 최대화하기 위해서, 주법과 일치하는 범위 내에서 의사, 임상 간호사, 전문 간호사들이 POLST 서식을 작성할 수 있어야 한다.

쟁점 5A: POLST를 작성하는 권한과 관련하여 임상의 규제적 쟁점은 어떻게 처리해야 하는가?

주마다 독특하게 일어날 수 있는 쟁점이다. POLST 서식을 작성하는 권한은 주 규제와 실무상 규칙의 범주에 딱 맞아야 한다. 만약 의사가 아닌 다른 사람에게 작성 권한을 주는 것에 대해 심각한 반대가 있다면, 오직 의사에게만 권한을 주고 시작하는 것을 권할 만하다. 프로그램이 더 확립되고 의업 내에서 안심할 수 있는 수준이 더 확보된다면, POLST 작성 권한을 확대하는 선택은 더 해결하기 쉬워질 수 있다. 아이다호 주는 이러한 점진적 접근법을 사용했고 처음으로 POLST 법이 시행되고 5년 후인 2012년에 임상 간호사가 서식에 서명하는 것에 대한 승인을 받았다.[17)]

쟁점 5B: POLST에 서명할 권한이 없는 의료 전문가에게 POLST 상담과 준비를 일부 위임할 수 있는가?

POLST는 그 자체로 목적이 아니라 과정이 목적이다. 많은 사람들이 환자가 치료 목

---

17) Idaho Code. § 39-4512A(2007). Idaho Session Laws 2012, ch.302, § 11, eff. July 1, 2012, 참조. 전문교육을 이수한 임상 전문 간호사와 전문 간호사에게 POLST 지시에 서명할 권한을 주는 것으로 이 조항을 개정했다.

표를 명확하게 하도록 돕는 과정에 연관되어 있을지도 모른다. 의사, 임상 간호사 또는 전문 간호사는 환자(또는 대리인)가 자신의 상태 및 선택 가능한 치료법들을 이해하고 서식에 서명하기 전에 충분한 정보를 제공받은 후 선택했는지를 확인할 최종적인 책임을 지닌다. 목사, 사회복지사와 같은 다른 전문가들은 환자가 자신의 가치와 치료 목표를 탐구하고 이해하도록 도울 수 있다(더 자세한 논의는 ***쟁점 6A***를 참조하라). POLST 프로그램의 질은 팀 접근법(team approach)으로 향상시킬 수 있다.

캘리포니아 주는 대화하는 법에 대한 이틀짜리 훈련 프로그램을 개발했다. 이 주제에 대한 의학저널 및 간호저널, 교육과정은 많다.[18] 많은 주에서 위스콘신 주의 라 크로스(La Crosse)에 있는 군더센 루테란 의료시스템(Gundersen Lutheran Health System)에서 개발한 "선택 존중(Respecting Choices)" 프로그램도 사용해 왔다.[19] 추가적인 교육 자료들은 www.polst.org 사이트에서 찾아볼 수 있다.

대다수 주의 POLST 서식은 POLST 서식 작성에 도움을 준 사람을 확인하기 위한 칸이 있고, POLST 과정을 담당하는 팀의 책임을 보장한다. 가장 중요한 요소는 대화의 질이고 대화에 참여하여 대화를 이끌어갈 준비자의 능력이다. 유타 주와 같은 주에서는 환자와 대화에 참여할 사람의 자격을 법률로 정하고 있다.[20] 환자와 대화하고 대화를 기록한 사람과 상관없이, 의사나 권한을 가진 다른 임상의가 지시에 서명한 경우, 서명한 의사는 처치 지시가 환자의 목표와 일치한다는 것을 확인해 줄 책임을 갖게 된다.

쟁점 6 어떻게 환자의 선호를 끌어내어 POLST 서식에 작성하게 할 것인가?

추천하는 방안: 환자와 의료 전문가가 참여한 공유의사결정 과정(shared decision-making process)은 충분한 정보를 환자에게 제공하고 협력적이고 신중한 동의(consent)를 이끌어낸다. 이런 공유의사결정 과정을 통해 환자의 치료 목표와 처치에 대한 선호를 알게 된다. 이러한 과정은 서명, 증명서, 증인의 구두 동의를 통해 작

18) 예를 들어 End-of-Life Nursing Education Consortium (ELNEC) project, a national education initiative to improve palliative and end-of-life care, http://www.aacn.nche.edu/ELNEC 참조.

19) http://respectingchoices.org/about_us.

20) Utah Code Ann. § 75-2a-106(2).

성되므로 의사 지시에 대한 충분한 정보에 의한 동의(informed consent)라는 결과를 낳는다.

“공유의사결정”이라는 용어는 “충분한 정보에 의한 동의”라는 용어보다 더 미묘한 의미의 과정을 의미한다. 환자와 의료 전문가 사이의 POLST에 관한 대화에는 충분한 정보에 의한 동의의 모든 구성요소(진단과 예후에 대한 정보, 즉 선택 가능한 치료법, 각각의 치료법에 대한 위험과 이득에 관한 정보, 질문 기회)를 포함해야 하는 한편, 임종기 치료 목표에 대한 보다 깊은 논의를 포함한 더 미묘한 의미의 논의가 포함되어야 한다. POLST 서식은 치료 결정(심폐소생술 또는 DNR)을 기록하는 것뿐만 아니라 환자가 원하는 의학적 개입의 수준과 환자의 치료 목표를 담는다. 충분한 정보에 의한 동의는 일반적으로 특정 상태에 대한 특정 시술이나 치료 과정의 맥락에서 사용된다. 그 결과 생성된 문서는 환자나 환자의 대리인이 특정 시술이나 치료 과정에 동의하겠다고 서명한 동의서이다. POLST에 사용한 공유의사결정 모델은 단지 특정 시술이나 치료 과정 이상의 광범위한 논의를 포괄한다. 즉, 다수의 시술이나 치료 결정 과정을 포함할 수 있는 치료 전체 목표에 대한 논의다. 이 모든 것은 궁극적으로 임종기에 무엇보다 중요한 환자의 목표를 존중한다. POLST 서식을 위한 대화는 전형적인 충분한 정보에 의한 동의를 위한 토론보다 더 포괄적이어야 한다. 충분한 정보에 의한 동의처럼, 공유의사결정 토론은 환자가 의사능력을 가지고 있어야 한다. 만약 환자의 의사능력이 부족하다면, 환자의 대리인과 대화해야 한다.

쟁점 6A: 환자 또는 대리인의 서명이나 증명서는 POLST에 필수적인가?

주 법률이나 규제로 허용한다면, NPPTF는 POLST 서식에 환자나 환자의 대리인이 POLST 서식을 검토했고 서식에 적혀있는 지시에 동의했으며 지시가 정확히 환자의 선호를 담고 있다는 것에 동의한다는 증거를 요구하라고 강력하게 권고한다. 이것은 서명, 증명서 또는 증인의 구두 동의를 통해서 이루어져야 한다.

POLST는 환자나 대리인이 의료 전문가와 공유된 의사결정에 참여하고 그 과정이 치료계획에 대한 충분한 정보에 의한 동의를 결과한다는 전제에 근거하고 있다. POLST 서식은 환자의 즉각적인 의학적 상태와 관련하여 환자의 바람과 치료 목표를 반영한 의사 지시로 그 계획을 문서화한다.

환자의 동의나 환자의 권한을 위임받은 대리인의 동의가 필요하다는 것은 의심할 여지가 없다. 실무적이고 정책적인 쟁점은 그 동의를 어떻게 문서화 하느냐는 것이다. 환자의 서명을 받는 것은 서명이 충분한 정보에 의한 동의를 보장하는 것이 아니라 할지라도, 중요한 의학적 결정에 대하여 충분한 정보에 의한 동의를 문서화하는 관습적 절차이다. 반면에 대부분의 의사 지시는 통상적으로 의료 전문가의 서명만 포함되어 있고 환자의 서명은 포함하지 않고 있다. POLST 서식은 일련의 의사 지시이다. 상황에 따라 서명을 받는 것이 불가능할 수도 있다. 예를 들어, 환자가 정신적으로는 정상이지만 육체적인 손상을 입은 경우나 불가피하게 대리인과 의료 전문가가 POLST에 대한 논의를 전화로 한 경우가 있다. 그래서 현재 POLST를 사용하고 있는 주에서는 이 쟁점에 대해 서로 다른 접근법을 취하고 있다.[21] 2013년 1월까지 법률이나 주 전체에 적용되는 POLST 프로그램을 가지고 있는 19개의 주 중에서 13개 주가 환자나 환자 대리인의 서명을 요구하고 있다. 나머지 6개 주에서는 서명이 선택사항이기는 하지만 권고하고 있다. 뉴욕 주는 환자의 서명은 선택사항이지만 POLST 서식에 2명의 입회인을 권고한다는 점에서 독특하다.

NPPTF는 증인의 입회나 공증과 같은 추가적인 법적 형식을 갖추는 것에 반대할 것을 권고한다. 반대하는 이유는 (1)이러한 추가적인 절차가 다른 의사 지시에는 필요하지 않고, (2)[이러한 추가적인 절차는] 누가 증인이 될지, 그리고 해당 장소에서 공증이 얼마나 편리한지에 따라 부담스러울 수 있고, (3)[이러한 추가적인 절차로] POLST와 사전지시 사이에 혼란이 야기될 수도 있기 때문이다.

쟁점 7 대리인이 갖는 권한은 무엇인가?

추천하는 방안: 환자가 의료에 관한 의사결정능력을 상실했을 경우, 의료대리인(health care agent or proxy)이나 후견인(guardian) 또는 디폴트 대리인을 포함하여 다른 의료에 관한 의사결정을 하도록 주법에서 인정한 대리인 누구라도 POLST에 동의할 권한을 위임받는다.

21) 이러한 상황들뿐만 아니라 유효한 생전유언이 효력을 발휘하도록 작성된 POLST가 있고, 대리인의 행위가 불가능(unavailable)한 경우에도 예외를 두어야 한다.

쟁점 7A: 대리인은 사전지시에 서명할 수 없다. 그들이 왜 POLST에 서명해야 하는가?

POLST와 사전지시라는 행위의 본질에는 차이가 있다. 사전지시는 불확실한 미래에 자신의 자율성을 행사하기 위한 개인적 수단이다. 사전지시는 개인이 자신이 선택한 대리인을 임명할 수 있고 미래의 의학적 결정에 대한 지침을 어느 정도 제공할 수 있게 한다. 일단 개인이 의사결정능력을 상실하면, [환자가 된 그 개인이] 자신의 의도를 더 직접적으로 표현하는 것은 더 이상 불가능하다. 대신에 주법에 따라 환자의 사전지시나 [다른 방법을 통해] 대리인에게 알려진 환자의 가치나 바람을 최선을 다해 알아내어 그것에 따라 환자의 의학적 의사결정에 동의하거나 거부할 수 있는 권한을 위임받은 대리인에게 책임이 전가된다. 중병을 앓고 있거나 노쇠한 개인을 대신하여 [권한을 위임받은 대리인이] 몇 가지 중요한 치료 결정을 할 가능성이 높고 [그러한 결정은] 꽤 급박하게 이루어진다.

POLST를 널리 사용하고 위스콘신 주 의료체계를 따르는 라 크로스(La Crosse)에서 시행한 한 연구는 사망 환자의 67%에서 POLST 서식이 있었고 마지막 POLST 서식을 작성하는 데 걸린 평균 시간은 사망하기 전 4.3개월이라는 것을 알아냈다.[22] 그들은 의사의 지시 형태로 된 명확한 치료계획이 지금 당장 필요한 환자들이다. 그래서 치료를 하는 데 있어 원치 않는 치료는 없어야 한다. 치료계획과 지시에 참여하고 동의할 누군가가 필요하다. 주 대리에 관한 법률은 통상적으로 그런 결정에 적용된다.

물론 추천하는 방안은 환자 스스로 POLST에 동의하는 것이다. 그러나 때로는 환자의 의사무능력으로 공유의사결정 과정에 관여할 능력이 부족하게 된다. POLST의 지시는 환자의 치료를 지시하는 것이기 때문에, 환자는 충분한 동의능력을 갖추고 있어야 한다. 결국 환자에게 자신의 상태, 제안한 치료 과정의 이득과 손실, 다른 가능한 대안 치료에 대해 이해할 수 있는 정신능력을 요구하는 것이다. 모든 환자가 그 정도의 정신능력을 갖추고 있는 것은 아니다.

환자가 의사무능력 상태일 때, 대리인은 환자를 대신하여 일부 또는 모든 의학적 처치에 대해 동의하거나 거부한다. 바람직한 대리인은 환자가 의사무능력 상태인 경우에

22) Bernard J. Hammes, et. al., "A Comparative, Retrospective, Observational Study of the Prevalence, Availability and Specificity of Advance Care Plans in a County that Implemented an Advance Care Planning Microsystems," 58 *J. Amer. Geriatics Soc'y*. 1249, 1252 (2010).

환자가 자신을 대신해서 의료에 관한 의사결정을 하도록 지정한 사람이다. 대부분 주에서 환자가 대리인을 지정하지 않은 경우, 주 법률은 자동으로 환자의 배우자를 대리인으로 지정하고 때로는 이를 "디폴트 대리인"이라고 부른다. 배우자가 없거나 배우자가 대리인으로서 행동할 능력이 없는 경우, 대부분의 법률에는 유언에 서명하지 않은 경우 재산을 처분하는 법률과 유사한 대체 가능한 대리인 목록이 있다. [대리인 목록은] 성인 자녀로 시작해서 부모, 형제 등이다. 주법은 개인이 일부 또는 모든 의학적 처치에 대해 동의하거나 거부할 권한을 언제 위임받는지, 심지어 그 개인이 누구인지 또는 누가 될 수 있는지에 대하여 가지각색이다. 그래서 POLST 프로그램을 실행할 때, 대리와 관련된 모든 법률을 검토하는 것이 중요하다.

몇몇 주에서는, 주법에 따라 지정받은 대리인이 개인이 지정한 대리인과 같은 의료에 관한 의사결정 권한을 가진다. 그러나 다른 몇몇 주에서는 상황이 다를 수 있다. 주법은 환자를 대신해서 연명의료를 거부하거나 중단시키는 디폴트 대리인의 권한을 제한할지도 모른다. 그러한 제한들은 대리인의 동의가 가능한 POLST 본질에 영향을 미칠 수 있다. 예를 들면, 애리조나 주의 디폴트 대리인 법은 디폴트 대리인이 인공영양이나 수액공급의 영구적 중단에 동의하거나 찬성하는 것을 허용하지 않는다.[23]

만약 애리조나 주가 POLST를 채택한다면, 디폴트 대리인은 POLST에 제시된 DNR에 동의할 수 있을 것이다. 그러나 영양이나 수액공급 중단에는 동의할 수 없을 것이다. 애리조나 주에서 POLST는 여전히 유용할 수 있으나, 디폴트 대리인이 관련된 경우라면 더 제한된 범주에서만 유용할 것이다.

환자가 지정한 대리인조차도 대리인 권한의 정도에 대해서 여전히 의문이 남을 수 있다. 어떤 주에서는 연명의료 중단을 대리인에게 위임하는 개인의 권리를 제한한다. 예를 들면, 오하이오 주는 오직 환자 본인이 말기 상황이거나 영구적으로 무의식 상태일 경우에만 의료대리인 지정 위임장에 의한 대리인이 연명의료에 대해 충분한 정보에 의한 동의를 거부하거나 철회할 수 있다. 추가로 본인이 의료에 관한 의사결정능력을 다시 회복할 논리적인 가능성이 없어야 한다.[24] POLST 프로그램은 이것들과 같은 법률

23) Ariz. Rev. Stat. § 36-3203(E).

24) Ohio Rev. Code § 1337.13.

적 제한을 둔 주에서도 활용할 수 있다. 의사와 또 다른 의료 전문가는 현재 존재하는 제한점에 익숙하다. 전 과정을 변화시킬 필요는 없다. 차라리 주법이 허용하는 정도까지 대리인 의사결정자가 참여하는 것으로 POLST 프로그램을 전체 그림에 추가할 수 있을 것이다.

대리인의 의사결정 권한에 대한 법률적 제한 이외에도, 환자 자신의 지시로 대리인의 권한을 제한할 수 있다. 유언 선언자는 생전유언 선언에 자신의 임종기 의학적 치료에 관련하여 몇 가지 구체적인 선택을 할 수 있다. 사전지시와 주법이 대리인에게 생전유언에 있는 일반적인 지시를 넘어서는 권한을 주지 않는다면, 대리인은 특정한 결정에 적용되는 범위에서 이러한 지시를 따르고 실행할 것으로 기대된다.[25] 지속적인 의료대리인 지정 위임장은 의학적 의사결정을 위한 대리인의 권한을 환자가 [위임장에] 적어놓은 지시만을 따르게 제한할 수 있다. 대리인은 환자가 설정한 제한 내에서 자각하고 행동해야 한다.

쟁점 7B: 환자가 POLST에 제시된 특정 치료계획에 동의했다면, 환자가 의사무능력자가 되었을 때 대리인은 나중에 계획을 변경할 수 있는가?

이 질문에는 환자가 이전에 표현한 바람을 대리인이 훼손할 수도 있다는 우려가 담겨있다. 만약 대리인이 환자가 작성한 사전지시와 일관성이 없어 보이는 POLST에 대한 결정을 한다면 같은 문제가 발생한다. 이것은 신중히 고려할 가치가 있는 문제다. 그러나 대리인이 POLST를 변경하지 못하도록 완전히 금지하는 규칙은 좋은 임상 진료(good clinical practice)와 직접적으로 충돌할 수 있다. 그리고 나중에 상황이 나아져 환자가 의사결정 과정에 참여할 수 있게 된다면 궁극적으로 환자의 바람 성취에 실패하게 될지도 모른다. 1년 이내에 사망하는 것이 의학적으로 놀라운 일이 아닌 중병을 앓는 환자나 노쇠한 환자는 의학적 상태나 기능 변화에 직면하기 마련이다. 좋은 의학적 치료 및 처치는 변하는 상황에 적응해야 한다. 만약 POLST가 적절하게 시행된다면, POLST는 환자의 바람에 대한 “명확하고 설득력 있는” 증거가 된다. 그러나 새로운 상황들은 평가와 숙고가 필요하다.

---

25) 예를 들어, 20.Pa. C.S.A § 5471 참조.

시나리오 1: 중등도의 중증 심부전 질환을 앓고 있는 80세 할머니가 주치의와 POLST를 작성했다. 그녀는 첫 번째 손자의 출생을 기다리고 있었고 죽기 전에 손자와 행복한 시간을 보낼 수 있기를 희망했다. 그녀는 심폐정지가 발생할 때, 심폐소생술을 해달라고 요청했다. 그녀는 그런 결정을 할 의사능력이 있었다. 그 후, 그녀는 심각한 뇌졸중을 앓았고 POLST를 결정할 능력을 상실했다. 그러고 난 이후로 회복을 기대할 수 없었고 예후는 6개월 미만이었다. 의료팀은 완화치료 접근법을 권했다.

POLST 검토: 환자의 의료 전문가와 대리인은 환자가 이전에 표현한 치료 목표를 달성할 수 없고 치료의 초점이 장수에서 편안함으로 가야 한다는 것을 알고 있다. 새로운 의학적 상황이 온다면, [환자의] 이전의 의사 지시를 유지하는 것은 부적합하다. 그녀의 주치의와 대리인은 환자의 새로운 건강 상태, 즉 DNR과 완화치료만을 포함한 새로운 건강 상태를 반영하기 위해 POLST를 수정할 수 있다.

시나리오 2: 중등도의 중증 심부전 질환을 앓고 있는 85세 할머니가 주치의와 POLST를 완성했다. 그녀는 좋은 삶을 살았다는 것을 지적하고 집에서 자연사하는 것을 선호한다. 그녀는 그런 의학적 결정을 할 능력을 갖고 있다. 그녀는 심폐정지가 일어날 때, 심폐소생술을 하지 말아 달라고 요청했고 심부전이 일어나 대상부전에 빠지더라도 제한된 개입만 해서 집에서 그대로 늙어갈 수 있게 해달라고 요청했다. 그 후, 그녀는 심각한 뇌졸중을 앓았고 POLST를 결정할 능력을 상실했다. 그 이후로 회복은 기대할 수 없었고 예후는 6개월 미만이었다. 의료팀은 완화치료 접근법을 권했다.

POLST 검토: 환자의 의료 전문가와 대리인은 환자가 이전에 표현한 치료 목표를 달성할 수 없고 치료의 초점이 기능에서 편안함으로 가야 한다는 것을 알고 있다. 새로운 의학적 상황이 발생한다면, 주치의와 대리인은 새로운 의학적 상황을 반영하기 위해 심폐소생술 금지를 유지하고 단지 완화치료만 하도록 POLST를 수정할 수 있다. 이 시나리오에서 대리인은 심폐소생술을 요청할 수도 없고 모든 치료를 요청할 수도 없다.

각 주는 대리인이 환자의 바람을 실행하기 위해서 항상 행동한다는 확신을 갖기 위해 합리적인 안전장치를 만들 수 있다. 안전장치의 예들은 다음과 같다.

(1) 대리인에게 환자의 POLST 변경 권한을 주기 전에 치료 의사와 더 자세한 상담에 참여하도록 요구,
(2) 가능하다면, 환자의 사전지시에 대해 상담하도록 요구,
(3) 항상 환자의 알려진 바람과 일관되게 행동하기 위해 선의의 노력을 하도록 요구, 그리고
(4) 환자의 POLST 변경 이유에 대한 어떤 것도 문서화하도록 요구

쟁점 8 POLST 제공과 작성은 의무인가?

추천하는 방안: NPPTF의 입장은 결코 POLST가 의무는 아니나, 의료 전문가는 적합한 환자에게 POLST 제공을 장려해야 한다는 것이다. 적합한 환자에게 POLST를 제공하도록 의료시설에 요청함으로써 POLST의 광범위한 임상적 실행을 장려한다. 다수의 주에서 병원이나 장기요양시설에 특정 환자 집단에게 POLST를 제공할 것을 요구한다. 이 요구는 "서면으로 된 정보를 제공한다. … 에 관하여 … 사전지시를 작성할 권리"에 관한 환자 자기결정 법(Patient Self Determination Act)상의 오래된 의무와 유사하다.[26] 예를 들면, 유타 주에서는 병원, 호스피스 시설, 요양원, 노인보호 시설이나 기타 시설에 입원할 때, 이러한 시설들이 개인의 POLST 소지 여부를 결정하도록 요구한다.[27] 이러한 시설들은 POLST가 없는 개인들 중 POLST 작성 기회를 줄 사람을 결정하기 위한 절차를 만들어야 한다. POLST 프로그램은 1년 이내에 사망하는 것이 놀랍지 않은 중병을 앓고 있는 환자나 노쇠한 환자를 대상으로 해야 한다.

쟁점 8A: 모든 요양원 거주자를 POLST가 제공되는 적합한 집단에 속하는 것으로 간주해야 하는가?

그렇지 않다. NPPTF는 시설에 있는 모든 환자를 POLST의 대상으로 기계적으로 당연하게 여기는 것에 반대한다. 시설들은 입소하는 모든 거주자에게 POLST를 제공하는 정책을 시행하고 있을 수 있다. 이는 실질적으로 완전히 회복되어 지역사회로 돌아가

26) 42 U.S.C. §§ 1395cc(f) & 1396a(w).

27) Utah Admin. R. 432-31 (Oct.1, 2011).

기 전에, 일정 기간의 치료를 위해 요양원에 있을 필요가 있는 상대적으로 건강한 급성 회복기 상태의 성인에게도 POLST에 대한 논의를 제공하게 할 수 있다. 만약 시설에서 이런 식으로 POLST를 사용하려면, 시설은 POLST를 검토하고, 만약 적합하다면, 퇴원 절차 동안에 [POLST를] 폐기하여 POLST에 적합한 환자들만 타당한 POLST 서식을 가지고 퇴원할 수 있게 하는 명확한 절차가 확실히 있어야만 한다. 더 자세한 논의는 ***쟁점 9B***를 참조하라.

연방 요양 시설 규정은 요양 시설에 거주자가 입소할 때 "포괄적 평가"를 실시하도록 요구한다. 이 평가는 사전 치료계획의 일부로써 POLST 적합성 고려를 포함해야 한다. 그러나 POLST가 입소 절차의 일부 점검표(checklist)로 전락하는 것이 아니라는 점을 확실히 할 수 있게 주의를 기울여야 한다. 모든 거주자에게 POLST를 제공하는 시설들은 POLST 서식을 제공할 때마다 POLST에 관한 대화를 (***쟁점 6A***를 참조하라) 나눈다는 것을 보장하기 위한 정책과 절차를 실행하는 것이 중요하다.

쟁점 8B: POLST 작성은 의무인가?

NPPTF는 환자 집단에 상관없이 POLST 작성을 요구하는 어떤 POLST 프로그램도 승인하지 않을 것이다. POLST 작성은 항상 자발적이어야 한다는 것이 POLST 패러다임의 기본이다.

POLST를 승인한 주가 아닌 메릴랜드 주법은 의료시설에 입원한 모든 환자에게 POLST를 제공할 것을 요구한다. 더 나아가 메릴랜드 주는 의료시설에 POLST가 없는 입원한 모든 환자에게 POLST를 작성하게 할 것을 실제로 요구한다. 이는 두 가지 관점에서 너무 포괄적이다. 첫째, 위에서 기술한 대로, 이런 범주의 접근법은 POLST에 해당 사항이 없는 환자와 시설 거주자에게 POLST를 제공하는 결과를 낳았다. 둘째, 메릴랜드 주는 POLST를 제공했을 뿐만 아니라 작성도 강요했다. 환자 또는 의사결정 권한을 가진 자가 연명의료에 관한 의학적 지시(MOLST) 서식의 작성이나 갱신에 참여하는 것을 거부하는 경우, [메릴랜드] 주 규정은 의료 전문가에게 진료기록에 적어둘 것을 요구한다.[28]

28) COMAR (Code of Maryland Regulations) § 10.01.21.04(B) (eff. January 1, 2013).

POLST의 단순한 작성이라도 특정 치료계획을 받아 적는 것과는 확실히 다르다. POLST는 다양한 치료에 대한 선호를 수용한다. 그래서 실제 작성이 필요한 경우라도 환자와 거주자들은 그들이 원하는 어떤 방식으로 POLST를 작성할 수 있다. 실제로 POLST를 작성한 환자의 1/4만이 "모든 처치(full treatment)"를 선택한다. 그리고 POLST에 DNR을 선택한 많은 사람들이 입원, 인공영양 공급 및 수액공급과 같은 다른 치료를 여전히 원한다.[29] 그럼에도 불구하고, POLST 작성을 요구하는 것은 POLST가 환자의 자발적인 충분한 정보에 의한 동의를 기반으로 한다는 전제를 약화시킨다.

쟁점 9 의료 전문가의 POLST 준수는 의무인가?

추천하는 방안: 변화된 상황이나 새로운 정보로 [POLST와] 다른 지시가 내려진게 아니라면, 의료 전문가는 POLST를 따라야 한다.

POLST의 검토와 가능한 수정은 응급상황이 아닌 다음과 같은 경우에 적절하다. (1) 환자/거주자의 건강 상태에 실질적인 변화가 있을 때, (2) 환자/거주자의 의료 환경이 바뀔 때, (3) 환자/거주자의 치료 선호가 변하는 등의 경우이다. 시간 경과에 따른 주기적인 검토는 부수적인 안전장치로 매우 권장할 만하다.

쟁점 9A: 환자가 병원을 방문하였을 때, 그 병원에서 인정하는 자격을 갖추지 않은 의료 전문가가 처방한 POLST를 가지고 왔다면, 응급실이나 입원실에서 [환자가 가져온] POLST의 준수는 필수인가 아니면 금지인가?

주에 POLST를 도입했을 때, 응급실이나 입원을 위해 병원에 내원한 환자가 그 병원에서 인정하는 자격이 없는 의료 전문가 또는 그 병원에 입원시킬 권한이 없는 의료 전문가가 서명한 POLST 서식을 가지고 오는 경우, 응급실이나 입원실에 있는 의사의 의무에 대한 문제가 발생했다. 주치의나 병원에서 환자를 치료하는 의사는 서식에 포함

29) 예를 들어 Erik K. Fromme *et al.*, "POLST Registry Do-Not-Resuscitate Orders and Other Patient Treatment Preferences," 307 *JAMA* 134-35(2012) 참조.

된 지시사항을 따르기를 자주 주저한다. 이렇게 주저하는 것은 입원 권한이 없는 의사가 서명한 지시나 다른 자격을 갖춘 서명자가 서명한 지시는 연방 노인의료보험 법(federal Medicare law)에 따라 병원에서 유효하지 않다는 믿음에서 자주 발생한다.

연방법과 규정을 검토해보면 그런 믿음의 근거는 없다. 연방 규정은 단지 병원 이사회에 다음과 같은 의무만을 제시한다. 병원 이사회는:

> 주법에 따라 의료진(medical staff)으로 임용되기에 적합한 실무자의 범주를 결정하라.… 그리고
>
> 의료진은 환자에게 제공되는 치료의 질에 대해 이사회에 해명할 책임이 있음을 확실히 해라.[30)]
>
> 더 나아가,
>
> 병원 정책에 따라, 이사회는 다음과 같은 요구조건을 충족하는지 확인해야만 한다.
>
> … (4) 의사나 접골사는 어떤 의학적 또는 정신의학적 문제에 관하여 노인 의료보험 환자의 치료에 대한 책임이 있다.…
> (i) 입원 당시 이미 존재했던 것이든지 또는 입원 기간 동안에 발생한 것이든지….[31)]

환자가 들고온 주에서 인정한 DNR 지시나 처방지시를 인정할 수밖에 없는 것처럼, 이 조항들 중 어느 것도 POLST 서식을 인정할 수밖에 없다.

동시에, 연방법은 환자의 의료에 관한 의사결정 지시를 존중할 병원의 의무와 관련해서는 매우 강력하게 규정한다.

> 표준(Standard): 행사권
>
> (1) 환자는 자신의 치료계획을 짜고 실행하는 데 참여할 권리가 있다.

30) 42 C.F.R. §§ 482.12(a) (1) & (a) (5).

31) 42 C.F.R. §§ 482.12(c).

(2) 환자나 환자의 대리인(주법이 허용하는)은 환자의 치료에 대해 충분한 정보를 제공받고 의사결정을 할 권리를 가진다. 환자의 권리에는 자신의 건강 상태에 대해 충분한 정보 제공 받기, 치료계획이나 치료에 참여하기, 치료 거부나 치료 요청하기 등이 포함된다.[32)]

마지막으로 연방 규정은 주법을 준수하기 위해서 병원과 의료 인력을 규정한다.

병원은

(1) 면허를 받아야 한다. 또는
(2) 병원에 면허를 내줄 책임이 있는 국가 기관이나 지역 기관이 정한 허가 기준을 충족한다는 승인을 받아야 한다.
(3) 의료 인력이 허가를 받았는지 또는 국가법이나 지방법이 요구하는 다른 적용 기준을 충족시키는지를 확인해야 한다.[33)]

노인의료보험 및 사회의료보장제도 서비스 센터(Centers for Medicare and Medicaid services, CMS)는 명시적으로 센터의 규정, 매뉴얼 또는 통지문(transmittal)에서 POLST를 절대 논의하지 않는다. 그러므로 주법에 따라 환자의 치료 목표를 존중하는 적합한 임상절차로 POLST를 허용하는 곳에서는 연방 규칙과 완전히 일치한다. 노인의료보험 및 사회의료보장제도 서비스 센터는 요양원을 위한 F 태그 309("치료의 질")와 F 태그 155("사전지시")의 조사자를 위한 지침의 최신 개정에서 최근에 POLST(연명의료에 관한 의학적 지시(Medical Orders for Life-Sustaining Treatment "MOLST")로 언급되기도 하는)를 긍정적인 사례로 인정한 것은 더욱 의미 있다.[34)]

32) 42 C.F.R. §§ 482.13(b).

33) 42 C.F.R. §§ 482.11(b) & (c).

34) CMS Manual System Pub. 100-07, State Operations, Provider Certification, Transmittal- ADVANCE COPY (September 27, 2012), SUBJECT: Revisions to Appendix PP-"Interpretive Guidelines for Long-Term Care Facilities-F tag 155 (Advance Directives)," http://www.cms.gov/Medicare/Provider-Enrollment-and-Certification/SurveyCertificateGenInfo/Downloads/Survey-and-Cert-Letter-12-47.pdf; and F tag 309 (Quality of Care)에서 이용할 수 있다. http://www.cms.gov/Medicare/Provider-Enrollment-and-Certification/SurveyCertificateGenInfo/Downloads/Survey-and-Cert-Letter-12-48.pdf에서 이용할 수 있다.

병원이나 응급실에 왔을 때, 위에서 언급한 [연방] 규정이 POLST의 유효성과 일치한다 하더라도, POLST의 시행은 환자의 상태가 변할 때마다 환자의 상태와 의학적 치료 계획을 재평가해야 할 임상적 의무를 함께 포함한다. 이것은 POLST 재평가와 수정 가능성도 포함한다.

쟁점 9B: POLST의 검토와 필요하거나 권할만한 수정은 언제 하는가?

POLST의 검토는 꽤 명확한 임상 규범을 따르고 [성문법에 정해진] 일정에 고정되지 않는 것이 가장 좋다. 실제로 환자를 재평가하고 치료법에 대한 선택을 논의하고 새로운 지시를 작성할 때까지, POLST가 있는 주의 대다수 병원은 환자가 지닌 POLST 서식을 존중한다. 응급상황에서는 재평가할 시간이 없을 수도 있다. 그런 경우에는 POLST가 치료를 지시해야 한다.

임상적 문제로 NPPTF는 POLST를 주기적으로 검토할 것을 권장하고 특히 다음과 같은 경우에 권장한다.

- 환자가 다른 단계의 치료 환경으로 옮겼을 때 또는
- 환자의 건강 상태에 실질적인 변화가 있을 때 또는
- 환자의 치료 목표 그리고/또는 처치 방법에 대한 선호가 변할 때

퇴원하거나 치료 환경이 이전될 때, 환자의 POLST 서식을 검토하는 것은 중요하다. 환자가 치료 환경을 떠날 때, 의료 전문가는 (i) 지시가 여전히 틀림없다는 것을 확인하기 위해서거나 (ii) 새로운 선호를 반영하여 POLST 서식을 갱신하기 위해서 또는 (iii) 환자가 적합한 POLST 집단에 속하지 않는 경우 POLST 서식을 폐기하기 위해서 환자와 함께 POLST 서식을 검토해야 한다.

의료 전문가들은 정해진 다른 치료계획의 일부를 검토할 때 반드시 POLST를 검토해야 한다. 위에서 [NPPTF가] 권장한 기폭제가 될 만한 사건이 일어나지 않았다 하더라도, 적어도 1년에 한 번은 POLST 지시를 검토하는 것이 임상적으로 적합하다. 예를 들면, 요양원에는 3개월마다 치료계획을 검토하라는 연방 규정이 이미 있고 주에서도 치료계획 검토를 추가로 요구할 수 있다.[35] POLST는 치료계획 검토 부분을 명시해야

35) 42 C.F.R. 483.20(c).

한다.

만약 환자가 POLST 서식을 가지고 병원에 내원한다면, 적합한 절차는 의사나 다른 의료 전문가들이 환자의 바람에 대해 이전에 환자와 이야기했던 것을 인정하면서, 입원시키는 의사가 환자와 POLST 서식을 논의하는 것이다. 그런 다음에 입원시키는 의사는 지시를 다시 내릴 수 있다. 또는 환자가 현재 지시를 바꾸기 원한다면 지시를 변경할 수 있다.

환자가 입원시키는 의사와 대화를 할 수 없거나 대화를 못하는 상황일 때, 실제적인 문제가 발생한다. 이런 상황에서 환자에게 권한을 위임받은 대리인이 있고 시간이 허락한다면, 의사는 환자의 상태와 바람에 대해 대리인과 논의해야 하고 마찬가지로 POLST를 재발행하거나 변경할 수 있다.

만약 입원시키는 의사가 환자와 POLST를 논의할 수 없는 응급상황이라면, POLST 서식에 명시된 지시들은 유효하고 준수되어야 한다. 만약 그 후에 환자가 안정된다면, POLST를 검토해야 하고 병원의 프로토콜에 맞게 조정해야 한다. 이 평가는 병원에 권한을 가진 의사가 수행해야 한다. 모든 경우에 주치의는 개정이 필요한 경우, POLST 서식상의 지시를 효력이 발생하는 진료 기록으로 남기고 퇴원 전에 새로운 POLST를 작성한다는 것을 보장해야 한다.

쟁점 10 POLST는 책임 또는 면책의 문제를 제기하는가?

추천하는 방안: POLST를 명확한 임상표준으로 확립. 의료 전문가들은 그들의 영역에서 일반적으로 용인되는 임상표준을 준수함으로써 관습법으로 보호받는다.

오리건 주와 같은 일부 주에서는 오로지 임상적 합의를 통해 POLST를 실행할 수 있다. 1991년 오리건 주의 임상의들은 어떤 명시적인 면책의 보장 없이 임상적 합의를 근거로 POLST를 실행했다. 그러고 나서 2007년 오리건 주 의사회는 POLST 이행에 대하여 "의사나 전문 간호사는 형사고발, 민사상의 책임이나 전문직군내 자체 징계의 처벌 대상이 되지 아니한다."라는 것을 확인하는 규정을 공포했다.[36)]

36) Ore. Admin. R §§ 847-010-0110 & 847-035-0030(6).

쟁점 10A: 법률적 면책은 사전지시에 유추해볼 때 바람직한가?

전국 각지의 수많은 의료 전문가는 더욱 더 명확한 확신을 원한다. 이것을 필요로 하지 않을 수도 있지만 그들은 법적 면책을 선호한다. 그들이 선의로 POLST에 있는 지시를 따랐을 때, 그들은 형사고발, 민사상의 책임 및 징계 제재로부터 보호받기를 원한다. 의료 전문가들은 이미 사전지시와 대리인을 따르는 것에 대한 면책 특권을 갖고 있어서, 일부 의료 전문가들은 POLST 법이나 규정에 그것과 동등한 면책 언어가 없다는 것은 비정상이라고 주장한다.

워싱턴 주의 일례이다. 현재 워싱턴 주법은 오직 응급 구조사에게만 면책을 제공한다. 그러나 2013년 초 입법 증언(legislative testimony)은 응급실과 장기 요양 시설의 치료 제공자들이 치료를 거부하는 POLST 서식의 준수를 주저한다는 것을 입증했다.[37] 이런 시설들의 임상의들은 환자의 바람을 수행할 수 있기를 원한다. 그러나 그들은 법적 위험을 두려워한다. 이 두려움의 근거가 어디에 기초하든지, 그들에게 [두려움이 있다는 것은] 사실이다. 그리고 이것은 일부 제공자들로 하여금 환자의 바람을 무시하게 한다. 결과적으로 한 주의 의학적 문화에 따라, 법적 면책은 POLST 실행을 보장하는 중요한 요소일 수 있다.

쟁점 10B: 의료 전문가들은 그들에게 제시된 POLST의 타당성을 추정할 수 있는가?

사전지시에 대한 일반적 규칙(general rule, 통칙)과 유사하게, 의료 전문가들은 POLST의 타당성을 추정할 수 있어야 한다. 의료 전문가가 POLST를 타당하고 취소되지 않았다고 "선의로" 믿는 한, POLST를 이행하는 의료 전문가는 POLST를 신뢰한 결과로 어떤 제재를 받아서도 안 된다. 이런 점에서 POLST에 대한 의존은 다른 어떤 의학적 지시에 대한 의존과도 같다.

---

37) Wash. S. B. 5562(2013); Wash. H. B. 1000(2013).

쟁점 11 관리, 모니터링, 평가-POLST 프로그램을 위해 어떤 기반시설과 절차가 마련되어야 하는가?

추천하는 방안: 지속적인 교육, 연구와 모니터링, 질 향상이라는 3가지 필수 기능을 가진 명확한 주도적인 기관이나 정부 부처가 POLST 프로그램 관리를 위해 존재한다.

쟁점 11A: POLST 프로그램을 확립하는 데 필요한 적합한 운영 기구는 무엇인가?

위에서 기술한 기능을 담당하는 운영 조직 없이도 POLST 프로그램의 확립은 이론적으로 가능하다. 입법은 POLST에 대한 최소한의 법적 기준을 충족하거나 보건부와 같이 지정된 주 규제기관이 정한 기준을 충족하는 어떠한 프로그램도 정당화할 수 있다. 그러나 2010년, POLST 프로그램이 있는 12개의 주를 조사한 연구에서는 성공의 중요한 교훈 중의 하나는 POLST가 정적인 프로그램도 아니고 자체적으로 실행되는 것도 아니라는 것을 알아냈다. 이것은 전문적 교육, 평가 그리고 질 향상의 지속적인 과정이 필요하다. POLST 사용의 가장 오래된 역사를 가진 오리건 주는 프로그램 실행 평가를 지속하고 확인된 문제를 해결하기 위해서 몇 년마다 서식이나 절차 변경을 계속한다. POLST 프로그램은 의학적 처치, 의료 기술, 의료 전달체계의 지속적인 향상에 적응해야 한다.

주들은 완전히 다른 자원을 가진 상당히 특색 있는 주도적인 기관을 선택했다.

- 뉴욕 주에서는 기본 지침을 정하고 집행할 권한을 가진 주 보건부가(연명의료에 관한 의학적 지시(MOLST)라고 부르는) POLST에 대한 규제관할권을 행사한다. 그러나 전국적 비영리단체(Compassion and Support)가 실제로는 서식을 배포하고 다수의 교육 자료와 연구를 제공한다.
- 오리건 주와 웨스트 버니지아 주에서는 대학이 주도적 기관이다.

쟁점 11B: POLST 프로그램이 정말로 환자의 가치, 우선순위, 치료 목표를 결정하고 그것들을 정확한 지시로 옮겼는지 평가하는 최선의 방법은 무엇인가?

POLST가 정적인 프로그램도 아니고 자체적으로 실행되는 것도 아니므로 진행된 질환 말기 치료(advanced care)와 임종기 치료에 이바지하는 다양한 조직의 대표로 구성된 포괄적인 관리감독 집단은 시간이 지남에 따라 POLST 서식을 만드는 법과 그 주에서 프로그램을 더 효과적으로 만드는 법에 대한 자료를 제공해야 한다. 이전의 ***쟁점 4C***에서 설명했듯이, 이상적으로 연합체는 주 의사회, 주 변호사회, 응급의료체계 제공자, 병원, 장기요양 치료 제공자, 간호사 협회, 호스피스 시설 협회, 지역사회 장애인 단체 및 특히 환자 보호에 관심이 있는 종교단체를 포함한 다른 소비자 단체를 포함한다. 이 연합체는 다양한 구성원들의 경험과 수집된 자료를 근거로 POLST 서식과 프로그램을 개선할 것이다.

POLST의 광범위하고 효과적인 실행의 핵심은 POLST의 유용성과 적합한 사용에 대해 진행된 말기 질환 치료계획에 관련된 모든 사람을 교육시키는 것이다. 따라서 소위원회는 POLST 사용에 있어 초기 교육 및 지속적인 교육과 환자 및 가족과의 효과적인 상담을 위한 특별한 계획을 개발하고 실행해야 한다. 병원이나 요양원(nursing home) 같은 큰 조직들은 자체 훈련 프로그램을 만들 수도 있다. 대중이 진행된 말기 질환 치료 결정에 효과적으로 참여할 수 있도록 잘 준비시키기 위해서 공공교육 또한 필수적이다.

POLST 프로그램을 실행하는 연합체는 POLST 서식과 프로그램의 평가를 위한, 그리고 POLST 서식과 프로그램의 변경과 갱신을 위한 체계를 운영해야 한다. 자료 수집과 모니터링 체계가 POLST 사용을 추적할 수 있도록 만들어진다면, 평가는 더 효과적일 것이다.

가능하다면, 때때로 주 행정법상의 규칙이나 주법에 대한 변경 또는 개정을 제안할 필요가 있을 수 있다. 연합체가 정기적으로 모임을 갖고 POLST 프로그램 모니터링과 평가를 위한 계획이 있다면, 연합체는 행정법상의 규칙이나 주법을 변경하는 데 필요한 증거를 수집하는 위치에 있게 될 것이다.

연합체는 NPPTF를 통해 지원과 원조를 받을 수 있을 것이다. NPPTF는 전국적인 규모로 임종기 치료에 관한 교육, 홍보활동, 연구에 참여한다. 따라서 각 주의 분과위원회는 다른 분과위원회의 경험과 통찰력으로부터 그리고 NPPTF가 전국적인 수준에서 시행한 연구로부터 배울 수 있다.

쟁점 12 POLST 서식은 관할지역을 넘어서 적용 가능한가?

추천하는 방안: 의정서, 규정 또는 법률이 인정하는 명시적인 호혜주의.

쟁점 12A: 관할지역을 넘어서 인정하고 면책을 적용하는 근거는 무엇인가?

다른 주의 POLST 서식을 명시적으로 인정하는 법령이나 규정은 단지 소수의 주에만 있다.[38] 그러므로 관할지역을 넘어서 인정하는 유일한 "권한"은 기존의 의사 지시를 인정하고 존중하는 정도의 일반적으로 용인되는 의료행위에서 나온다. POLST는 일반적으로 따르고 실행되는 모든 의사 지시의 정도로 의료계가 따르는 서면 의사 지시다. 환자가 병원에서 요양원으로 이동하는 경우 또는 주 경계를 넘어서 다른 관할지역으로 이동하는 경우 일반적으로 의사는 환자의 병력과 기존의 지시를 검토하고 그 지시를 갱신할 것이다. POLST 서식을 지닌 환자가 POLST 서식을 사용하지 않는 관할지역으로 이동하는 경우, 새로운 의사가 POLST의 지시를 인정해야 하는지, 그리고 그렇게 했을 때 면책 받을 수 있을지 불분명해진다. 다른 주의 POLST 서식 인정을 특별히 의무화하고 그렇게 한 것에 대해 면책 특권을 주는 입법이 도움되는 해결책이다.

쟁점 12B: 실질적인 POLST 조항이나 건강결정 법이 [주마다] 다른 경우에, 어떤 법을 적용할 것인가(POLST를 작성한 주 [법을 적용할 것인가] 또는 관할지역을 넘어서 POLST를 받은 주 [법을 적용할 것인가])?

본 지침의 다른 부분에서 설명했듯이, 법률 제정 없이도 POLST 프로그램을 만들 수 있고 실행할 수 있다. 그러나 POLST 서식의 [주 간의] 이동성(portability)[이란 시안에 대해서는] 법률을 제정하는 것이 도움이 될 수 있다. 왜냐하면 법률이 명시적인 호혜주의를 인정하도록 규정할 수 있기 때문이다. 추가적인 논의는 ***쟁점 4A***를 참조하라.

---

38) 예를 들어 Colo. Rev. Stat. Ann. § 15-18.7-104(1)(a) 참조("[이 법령]에 규정된 것 외에, 응급의료서비스 제공자, 의료제공자 또는 의료시설은 (I) 이 주 또는 다른 주에서 작성되었고, (II) 누가 봐도 분명하고 즉시 이용 가능하고, (III) 합리적으로 치료범위에 관한 의사 지시 서식 요건을 만족시킨… 성인이 작성한 치료범위에 관한 의사 지시 서식[adult's executed medical orders for scope of treatment form]을 따라야 한다.")

대부분의 주는 주를 벗어난 사전지시의 표면적 유효성을 이미 인정한다. 그러나 주를 벗어난 지시는 실행이 훼손되거나 실행하는 주에 의해 해석이 변질될 수 있다. POLST와 관련하여 호혜주의를 유사하게 개발 중이나 실행이나 해석 차이로 제한이 있을지는 대부분 여전히 검증되지 않았다.

주들은 POLST 이동성에 대한 4가지 주요 접근법을 취한다. 첫째, 일부 주에서는 [POLST를] 작성한 주(originating state)의 POLST가 [관할지역을 넘어서 POLST를] 받은 주(*receiving* state)의 법을 준수하는 한, 작성한 주의 POLST를 따를 것이다(예: 아이오와주[39], 뉴저지 주[40]).

둘째, 일부 주에서는 작성한 주의 POLST가 *합리적으로나 실질적으로* [관할지역을 넘어서 POLST를] 받은 주 법을 준수하는 한, 작성한 주의 POLST를 따를 것이다(예: 콜로라도 주[41], 아이다호 주[42], 유타 주[43]). 셋째, 일부 주에서는 POLST를 *작성*한 주의 법을 준수하는 한, 작성한 주의 POLST를 따른다(예: 로드아일랜드 주[44]). 넷째, 일부 주에서는 POLST를 작성한 주의 법 또는 받은 주의 법 둘 *중 하나*와 일치하는 한, 작성한 주의 POLST를 따를 것이다(예: 웨스트버지니아 주[45]). 우리는 어떤 접근법이 가장 최선인지를 알려줄 만한 충분한 경험이 아직은 없다.

어떤 접근법을 취하든, 의사들이 법적 준수에 대해 모두 자문을 구해야 한다면, POLST는 실효성이 약해질 것이다. 그것을 피하는 한 가지 방법은 POLST를 작성한 주에 상관없이 POLST 서식에 대한 유효성 추정을 구축하는 것이다. 캘리포니아 주는 DNR 요청에 대한 유효성 추정이 있다.[46] 그러나 지금까지 POLST 법에서 유효성 추정을 입법화한 곳은 단지 메릴랜드 주 뿐이다.

---

39) Iowa Code § 39-4514.

40) N.J. Stat. Ann. § 26:2H-134(c).

41) Colo. Rev. Stat. Ann. § 15-18.7-104.

42) Idaho Code § 39-4514.

43) Utah Admin. Code R. 432-31-11.

44) R.I. Gen. Laws 1956, §§ 23-4.11-2 & 23-4.11-12.

45) W. Va. Code § 16-30C-15.

46) Cal. Probate Code § 4784.

> 의료 제공자는 선의로 "연명의료에 관한 의학적 지시" 서식의 유효성을 추정할 수 있다.[47)]

이런 종류의 추정은 주의 사전지시 법에 더 흔하다. 캘리포니아 주의 사전지시 법의 예를 살펴보면 다음과 같다.

> 반대되는 상황(the contrary)에 대해 아는 것이 없다면, 서면으로 작성된 사전의료지시나 유사한 수단의 지시가 다른 주 또는 다른 사법권 또는 이 주[캘리포니아]에서 작성되었는지 아닌지와 상관없이 의사나 다른 의료 제공자는 그 지시들이 유효하다는 것을 추정할 수 있을 것이다.[48)]

이동성 조항의 다양성에 비추어 볼 때, 연방법이 꽤 효과적일 수 있는 영역임이 분명하다. 예를 들면, 최근에 입법된 *2013년 치료 개별화 법(Personalize Your Care Act of 2013)*[49)]은 [사전지시를 받은] 주 밖에서 유효하게 작성된 사전지시는 "서비스 제공자나 기관의 제공자에 의해 사전지시를 받은 주법에 따라 유효하게 작성된 사전지시와 같은 정도까지 효력이 발생해야 한다."고 규정하고 있다.[50)] 이 법안은 이동성 조항과 일치하지 않는 어떤 주법보다 더 우선한다는 우선권에 대한 문장이 명시되어 있다. 입법은 POLST에 대해 같은 종류의 우선권을 적용할 수 있다.

반대로 POLST 패러다임을 실행하는 대부분 또는 모든 주가 채택하는 통일법(a *uniform* law) 또한 꽤 효과적일 수 있다. 통일법이 여전히 개정 중이고 POLST에 직접 적용할 수 없는 경우, 하나의 잠재적 근거는 미국 통일주법 위원회 전국회의(National Conference of Commissioners on Uniform States Laws)에서 나온 대체 의사결정 문서의 사법권역 간 인정 초안(draft Inter-jurisdictional Recognition of Substitute Decision-Making Documents Act)이다. 만약 이것을 POLST에 적용한다면, POLST 작성이 완료되었을 때, 작성이 완료된 관할 구역의 법을 준수했다면, 이 법의 호혜성 조항은 POLST 서식을 타당한 것으로 여길 것이다. 환자를 받게 되는

47) Md. Health Decisions Code § 5-608.1(h).

48) Cal. Probate Code § 4676(b).

49) H.R. 1173, 113th Cong., 1st Sess.(2013)(Bluemenauer,Ore.)

50) *Id.*, at § 5.

의사는 POLST를 작성한 주의 법적 상태를 모를 수도 있으므로 의사는 POLST가 유효하고 폐기되지 않았다는 선의의 믿음이 있는 한, POLST를 유효한 것으로 받아들일 수 있다. 통일법의 약점은 주들이 그것들을 채택하지 않는다는 것이다. 그럼에도 불구하고 통일법은 주들이 관심을 기울이는 영향력 있는 비교 기준을 제공한다.

연방법이나 통일법이 없다면 이동성을 실행하는 데 약간의 장벽이 있을 것 같다. 주들은 작성 형식에 대한 필수요건뿐만 아니라 의료에 관한 의사결정에 대한 실질적인 권리에 대해서도 가지각색이다. 그러나 이동성과 호혜성은 전체적으로 볼 때 이득이다. 이동성과 호혜성은 환자의 바람 존중을 더욱 보장한다.

부록

1. 무의미한연명치료장치제거등
   (대법원 2009.5.21 선고 2009다17417)

2. 환자의 연명의료 자기결정에 관한 권고

부록 1

무의미한연명치료장치제거등

(대법원 2009.5.21 선고 2009다17417)

【판시사항】

[1] 의료계약에 따른 진료의무의 내용

[2] 연명치료 중단의 허용 기준

[3] 연명치료 중단의 요건으로서 환자가 회복불가능한 사망의 단계에 진입하였고 연명치료 중단을 구하는 환자의 의사를 추정할 수 있다고 한 사례

【판결요지】

[1] 환자가 의사 또는 의료기관(이하 '의료인'이라 한다)에게 진료를 의뢰하고 의료인이 그 요청에 응하여 치료행위를 개시하는 경우에 의료인과 환자 사이에는 의료계약이 성립된다. 의료계약에 따라 의료인은 질병의 치료 등을 위하여 모든 의료지식과 의료기술을 동원하여 환자를 진찰하고 치료할 의무를 부담하며 이에 대하여 환자 측은 보수를 지급할 의무를 부담한다. 질병의 진행과 환자 상태의 변화에 대응하여 이루어지는 가변적인 의료의 성질로 인하여, 계약 당시에는 진료의 내용 및 범위가 개괄적이고 추상적이지만, 이후 질병의 확인, 환자의 상태와 자연적 변화, 진료행위에 의한 생체반응 등에 따라 제공되는 진료의 내용이 구체화되므로, 의료인은 환자의 건강상태 등과 당시의 의료수준 그리고 자기의 지식경험에 따라 적절하다고 판단되는 진료방법을 선택할 수 있는 상당한 범위의 재량을 가진다. 그렇지만 환자의 수술과 같이 신체를 침해하는 진료행위를 하는 경우에는 질병의 증상, 치료방법의 내용 및 필요성, 발생이 예상되는 위험 등에 관하여 당시의 의료수준에 비추어 상당하다고 생각되는 사항을 설명하여, 당해 환자가 그 필요성이나 위험성을 충분히 비교해 보고 그 진료행위를 받을 것인지의 여부를 선택하도록 함으로써 그 진료행위에 대한 동의를 받아야 한다. 환자의 동의는 헌법 제10조에서 규정한 개인의 인격권과 행복추구권에 의하여 보호되는 자기결정권을 보장하기 위한 것으로서, 환자가 생명과 신체의 기능을 어떻게 유지할 것인지에 대하여 스스로 결정하고 진료행위를 선택하게 되므로, 의료계약에 의하여 제공되는 진료의 내용은 의료인의 설명과 환자의 동의에 의하여 구체화된다.

[2]

[다수의견]

(가) 의학적으로 환자가 의식의 회복가능성이 없고 생명과 관련된 중요한 생체기능의 상실을 회복할 수 없으며 환자의 신체상태에 비추어 짧은 시간 내에 사망에 이를 수 있음이 명백한 경우(이하 '회복불가능한 사망의 단계'라 한다)에 이루어지는 진료행위(이하 '연명치료'라 한다)는, 원인이 되는 질병의 호전을 목적으로 하는 것이 아니라 질병의 호전을 사실상 포기한 상태에서 오로지 현 상태를 유지하기 위하여 이루어지는 치료에 불과하므로, 그에 이르지 아니한 경우와는 다른 기준으로 진료중단 허용 가능성을 판단하여야 한다. 이미 의식의 회복가능성을 상실하여 더 이상 인격체로서의 활동을 기대할 수 없고 자연적으로는 이미 죽음의 과정이 시작되었다고 볼 수 있는 회복불가능한 사망의 단계에 이른 후에는, 의학적으로 무의미한 신체 침해 행위에 해당하는 연명치료를 환자에게 강요하는 것이 오히려 인간의 존엄과 가치를 해하게 되므로, 이와 같은 예외적인 상황에서 죽음을 맞이하려는 환자의 의사결정을 존중하여 환자의 인간으로서의 존엄과 가치 및 행복추구권을 보호하는 것이 사회상규에 부합되고 헌법정신에도 어긋나지 아니한다. 그러므로 회복불가능한 사망의 단계에 이른 후에 환자가 인간으로서의 존엄과 가치 및 행복추구권에 기초하여 자기결정권을 행사하는 것으로 인정되는 경우에는 특별한 사정이 없는 한 연명치료의 중단이 허용될 수 있다. 한편, 환자가 회복불가능한 사망의 단계에 이르렀는지 여부는 주치의의 소견뿐 아니라 사실조회, 진료기록 감정 등에 나타난 다른 전문의사의 의학적 소견을 종합하여 신중하게 판단하여야 한다.

(나) 환자가 회복불가능한 사망의 단계에 이르렀을 경우에 대비하여 미리 의료인에게 자신의 연명치료 거부 내지 중단에 관한 의사를 밝힌 경우(이하 '사전의료지시'라 한다)에는, 비록 진료 중단 시점에서 자기결정권을 행사한 것은 아니지만 사전의료지시를 한 후 환자의 의사가 바뀌었다고 볼 만한 특별한 사정이 없는 한 사전의료지시에 의하여 자기결정권을 행사한 것으로 인정할 수 있다. 다만, 이러한 사전의료지시는 진정한 자기결정권 행사로 볼 수 있을 정도의 요건을 갖추어야 하므로 의사결정능력이 있는 환자가 의료인으로부터 직접 충분한 의학적 정보를 제공받은 후 그 의학적 정보를 바탕으로 자신의 고유한 가치관에 따라 진지하게 구체적인 진료행위에 관한 의사를 결정하여야 하며, 이와 같은 의사결정 과정이 환자 자신이 직접 의료인을 상대방으로 하여

작성한 서면이나 의료인이 환자를 진료하는 과정에서 위와 같은 의사결정 내용을 기재한 진료기록 등에 의하여 진료 중단 시점에서 명확하게 입증될 수 있어야 비로소 사전의료지시로서의 효력을 인정할 수 있다.

(다) 한편, 환자의 사전의료지시가 없는 상태에서 회복불가능한 사망의 단계에 진입한 경우에는 환자에게 의식의 회복가능성이 없으므로 더 이상 환자 자신이 자기결정권을 행사하여 진료행위의 내용 변경이나 중단을 요구하는 의사를 표시할 것을 기대할 수 없다. 그러나 환자의 평소 가치관이나 신념 등에 비추어 연명치료를 중단하는 것이 객관적으로 환자의 최선의 이익에 부합한다고 인정되어 환자에게 자기결정권을 행사할 수 있는 기회가 주어지더라도 연명치료의 중단을 선택하였을 것이라고 볼 수 있는 경우에는, 그 연명치료 중단에 관한 환자의 의사를 추정할 수 있다고 인정하는 것이 합리적이고 사회상규에 부합된다. 이러한 환자의 의사 추정은 객관적으로 이루어져야 한다. 따라서 환자의 의사를 확인할 수 있는 객관적인 자료가 있는 경우에는 반드시 이를 참고하여야 하고, 환자가 평소 일상생활을 통하여 가족, 친구 등에 대하여 한 의사표현, 타인에 대한 치료를 보고 환자가 보인 반응, 환자의 종교, 평소의 생활 태도 등을 환자의 나이, 치료의 부작용, 환자가 고통을 겪을 가능성, 회복불가능한 사망의 단계에 이르기까지의 치료 과정, 질병의 정도, 현재의 환자 상태 등 객관적인 사정과 종합하여, 환자가 현재의 신체상태에서 의학적으로 충분한 정보를 제공받는 경우 연명치료 중단을 선택하였을 것이라고 인정되는 경우라야 그 의사를 추정할 수 있다.

(라) 환자 측이 직접 법원에 소를 제기한 경우가 아니라면, 환자가 회복불가능한 사망의 단계에 이르렀는지 여부에 관하여는 전문의사 등으로 구성된 위원회 등의 판단을 거치는 것이 바람직하다.

[대법관 이홍훈, 김능환의 반대의견] 생명에 직결되는 진료에서 환자의 자기결정권은 소극적으로 그 진료 내지 치료를 거부하는 방법으로는 행사될 수 있어도 이미 환자의 신체에 삽입, 장착되어 있는 인공호흡기 등의 생명유지장치를 제거하는 방법으로 치료를 중단하는 것과 같이 적극적인 방법으로 행사되는 것은 허용되지 아니한다. 환자가 인위적으로 생명을 유지, 연장하기 위한 생명유지장치의 삽입 또는 장착을 거부하는 경우, 특별한 사정이 없는 한, 비록 환자의 결정이 일반인의 관점에서는 비합리적인 것으로 보이더라도 의료인은 환자의 결정에 따라야 하고 일반적인 가치평가를 이유로 환자의 자기결정에 따른 명시적인 선택에 후견적으로 간섭하거나 개입하여서는 아니 된

다. 그러나 이와는 달리, 이미 생명유지장치가 삽입 또는 장착되어 있는 환자로부터 생명유지장치를 제거하고 그 장치에 의한 치료를 중단하는 것은 환자의 현재 상태에 인위적인 변경을 가하여 사망을 초래하거나 사망시간을 앞당기는 것이므로, 이미 삽입 또는 장착되어 있는 생명유지장치를 제거하거나 그 장치에 의한 치료를 중단하라는 환자의 요구는 특별한 사정이 없는 한 자살로 평가되어야 하고, 이와 같은 환자의 요구에 응하여 생명유지장치를 제거하고 치료를 중단하는 것은 자살에 관여하는 것으로서 원칙적으로 허용되지 않는다. 다만, 생명유지장치가 삽입, 장착되어 있는 상태에서도 환자가 몇 시간 또는 며칠 내와 같이 비교적 아주 짧은 기간 내에 사망할 것으로 예측, 판단되는 경우에는, 환자가 이미 돌이킬 수 없는 사망의 과정에 진입하였고 생명유지장치에 의한 치료는 더 이상 의학적으로 의미가 없으며 생명의 유지, 보전에 아무런 도움도 주지 못하는 것이므로, 이 때에는 생명유지장치를 제거하고 치료를 중단하는 것이 허용된다.

[대법관 김지형, 박일환의 별개의견] 환자의 사전의료지시가 없는 상태에서 회복불가능한 사망의 단계에 진입한 경우, 이러한 상태에 있는 환자는 법적으로 심신상실의 상태에 있는 자로 보아야 한다. 민법상 심신상실의 상태에 있는 자에 대하여는 금치산을 선고할 수 있으며 금치산이 선고된 경우에는 후견인을 두게 되는데, 그 후견인은 금치산자의 법정대리인이 되며 금치산자의 재산관리에 관한 사무를 처리하는 외에 금치산자의 요양, 감호에 관하여 일상의 주의를 기울여야 하는 의무를 부담한다. 따라서 후견인은 금치산자의 요양을 위하여 금치산자를 대리하여 의사와 의료계약을 체결할 수 있음은 당연하며, 그 의료계약 과정에서 이루어지는 수술 등 신체를 침해하는 행위에 관하여는 의사로부터 설명을 듣고 금치산자를 위한 동의 여부에 관한 의사를 표시할 수 있고, 마찬가지로 진료행위가 개시된 후라도 금치산자의 최선의 이익을 위하여 필요하다고 인정되는 범위 내에서는 그 진료행위의 중단 등 의료계약 내용의 변경을 요구하는 행위를 할 수 있다. 다만, 진료행위가 금치산자 본인의 생명과 직결되는 경우에는 그 중단에 관한 환자 본인의 자기결정권이 제한되는 것과 마찬가지로 후견인의 행위는 제한되어야 하고, 환자의 자기결정권에 의한 연명치료 중단이 허용될 수 있는 경우라고 하더라도 후견인이 금치산자의 생명에 관한 자기결정권 자체를 대리할 수는 없으므로 후견인의 의사만으로 그 연명치료의 중단이 허용된다고 할 수 없다. 그렇다면 회복불가능한 사망의 단계에 이른 경우에 이루어지는 연명치료의 계속이 금치산자인 환자

본인에게 무익하고 오히려 인간으로서의 존엄과 가치를 해칠 염려가 있어 이를 중단하는 것이 환자 본인의 이익을 보호하는 것이라고 하더라도, 이는 항상 금치산자인 환자 본인의 생명 보호에 관한 법익 제한의 문제를 낳을 우려가 있으므로, 민법 제947조 제2항을 유추적용하여 후견인은 의료인에게 연명치료의 중단을 요구하는 것이 금치산자의 자기결정권을 실질적으로 보장할 수 있는 최선의 판단인지 여부에 관하여 법원의 허가를 받아야 하고, 이에 관하여는 가사소송법, 가사소송규칙, 비송사건절차법 등의 규정에 따라 가사비송절차에 의하여 심리 · 판단을 받을 수 있다. 한편, 이와 같이 비송절차에 의하여 연명치료 중단에 관한 법원의 허가를 받는 것이 가능하다고 하더라도, 환자 측이 반드시 비송절차에 따른 허가를 받아야 하는 것은 아니고 소송절차에 의하여 기판력 있는 판결을 구하는 것도 가능하다.

[3]

[다수의견] 담당 주치의, 진료기록 감정의, 신체 감정의 등의 견해에 따르면 환자는 현재 지속적 식물인간상태로서 자발호흡이 없어 인공호흡기에 의하여 생명이 유지되는 상태로서 회복불가능한 사망의 단계에 진입하였고, 환자의 일상생활에서의 대화 및 현 상태 등에 비추어 볼 때 환자가 현재의 상황에 관한 정보를 충분히 제공받았을 경우 현재 시행되고 있는 연명치료를 중단하고자 하는 의사를 추정할 수 있다.

[대법관 안대희, 양창수의 반대의견] 환자가 회복불가능한 사망의 단계에 이르렀는지를 판단할 때 환자를 계속적으로 진료하여 옴으로써 환자의 상태를 직접적으로 얻은 자료에 의하여 가장 잘 알고 있을 담당 주치의의 의견은 단지 의료기록만을 통하여 환자의 상태에 접근한 다른 전문가의 견해에 비교하여 그에 일정한 무게를 두지 않을 수 없는 바, 담당 주치의의 의견에 의하면 환자가 회복불가능한 사망의 단계에 진입했다고 단정할 수 없고, 연명치료의 중단을 환자의 자기결정권에 의하여 정당화하는 한, 그 '추정적 의사'란 환자가 현실적으로 가지는 의사가 객관적인 정황으로부터 추단될 수 있는 경우에만 긍정될 수 있으며 다수의견이 말하는 바와 같은 '가정적 의사' 그 자체만으로 이를 인정할 수 없는 바, 연명치료 중단에 관한 환자의 추정적 의사를 인정할 근거가 부족하다.

[대법관 이홍훈, 김능환의 반대의견] 환자가 생명유지장치인 인공호흡기가 이미 삽입, 장착되어 있는 상태에서 그 장치의 제거를 구하는 것이 정당하려면 생명유지장치가 삽입, 장착되어 있는 상태에서도 환자가 비교적 아주 짧은 기간 내에 사망할 것으로 예측, 판단되는 돌이킬 수 없는 사망의 과정에 진입하였다는 점이 전제되어야 하는데, 환자가 아직 뇌사 상태에는 이르지 아니한 지속적 식물인간상태이고 기대여명이 적어도 4개월 이상이므로, 이러한 경우 환자가 돌이킬 수 없는 사망의 과정에 진입하였다고 할 수는 없다.

【참조조문】

[1] 헌법 제10조, 민법 제680조

[2] 헌법 제10조, 민법 제12조, 제680조, 제689조 제1항, 제947조, 장기등 이식에 관한 법률 제3조 제4호, 제39조, 응급의료에 관한 법률 제2조, 제3조, 제6조 제2항, 제9조 제2항, 응급의료에 관한 법률 시행규칙 제2조

[3] 헌법 제10조, 민법 제680조, 제689조 제1항

【참조판례】

[1] 대법원 1992. 5. 12. 선고 91다23707 판결(공1992, 1831), 대법원 1994. 4. 15. 선고 92다25885 판결(공1994상, 1434), 대법원 2002. 10. 25. 선고 2002다48443 판결(공2002하, 2867), 대법원 2007. 5. 31. 선고 2005다5867 판결(공2007하, 949)

【전문】

【원고, 피상고인】 원고(소송대리인 변호사 신현호 외 1인)

【피고, 상고인】 학교법인 연세대학교(소송대리인 변호사 이동필 외 1인)

【원심판결】 서울고법 2009. 2. 10. 선고 2008나116869 판결

【주문】

상고를 기각한다. 상고비용은 피고가 부담한다.

【이유】

상고이유를 판단한다.

1. 연명치료 중단의 허용기준에 관한 상고이유에 대하여

가. 의료계약에 따른 진료의무의 내용

환자가 의사(醫師) 또는 의료기관(이하 '의료인'이라 한다)에게 진료를 의뢰하고, 의료인이 그 요청에 응하여 치료행위를 개시하는 경우에 의료인과 환자 사이에는 의료계약이 성립된다. 의료계약에 따라 의료인은 질병의 치료 등을 위하여 모든 의료지식과 의료기술을 동원하여 환자를 진찰하고 치료할 의무를 부담하며 이에 대하여 환자 측은 보수를 지급할 의무를 부담한다.

질병의 진행과 환자 상태의 변화에 대응하여 이루어지는 가변적인 의료의 성질로 인하여, 계약 당시에는 진료의 내용 및 범위가 개괄적이고 추상적이지만, 이후 질병의 확인, 환자의 상태와 자연적 변화, 진료행위에 의한 생체반응 등(이하 '환자의 건강상태 등'이라 한다)에 따라 제공되는 진료의 내용이 구체화되므로, 의료인은 환자의 건강상태 등과 당시의 의료수준 그리고 자기의 지식경험에 따라 적절하다고 판단되는 진료방법을 선택할 수 있는 상당한 범위의 재량을 가진다(대법원 1992. 5. 12. 선고 91다23707 판결, 대법원 2007. 5. 31. 선고 2005다5867 판결 등 참조).

그렇지만 환자의 수술과 같이 신체를 침해하는 진료행위를 하는 경우에는 질병의 증상, 치료방법의 내용 및 필요성, 발생이 예상되는 위험 등에 관하여 당시의 의료수준에 비추어 상당하다고 생각되는 사항을 설명하여 당해 환자가 그 필요성이나 위험성을 충분히 비교해 보고 그 진료행위를 받을 것인지의 여부를 선택하도록 함으로써 그 진료행위에 대한 동의를 받아야 한다(대법원 1994. 4. 15. 선고 92다25885 판결, 대법원 2002. 10. 25. 선고 2002다48443 판결 등 참조). 환자의 동의는 헌법 제10조에서 규정한 개인의 인격권과 행복추구권에 의하여 보호되는 자기결정권을 보장하기 위한 것으로서, 환자가 생명과 신체의 기능을 어떻게 유지할 것인지에 대하여 스스로 결정하고 진료행위를 선택하게 되므로, 의료계약에 의하여 제공되는 진료의 내용은 의료인의 설명과 환자의 동의에 의하여 구체화된다고 할 수 있다.

나. 생명과 관련된 진료의 거부 또는 중단

자기결정권 및 신뢰관계를 기초로 하는 의료계약의 본질에 비추어 강제진료를 받아야 하는 등의 특별한 사정이 없는 한 환자는 자유로이 의료계약을 해지할 수 있다 할 것이며(민법 제689조 제1항), 의료계약을 유지하는 경우에도 환자의 자기결정권이 보장되는 범위 내에서는 제공되는 진료행위의 내용 변경을 요구할 수 있을 것이다.

따라서 환자의 신체 침해를 수반하는 구체적인 진료행위가 환자의 동의를 받아 제공될 수 있는 것과 마찬가지로, 그 진료행위를 계속할 것인지 여부에 관한 환자의 결정권 역시 존중되어야 하며, 환자가 그 진료행위의 중단을 요구할 경우에 원칙적으로 의료인은 이를 받아들이고 다른 적절한 진료방법이 있는지를 강구하여야 할 것이다.

그러나 인간의 생명은 고귀하고 생명권은 헌법에 규정된 모든 기본권의 전제로서 기능하는 기본권 중의 기본권이라 할 것이므로, 환자의 생명과 직결되는 진료행위를 중단할 것인지 여부는 극히 제한적으로 신중하게 판단하여야 한다.

다. 회복불가능한 사망 단계에 진입한 환자에 대한 진료중단의 허용 요건

(1) 의학적으로 환자가 의식의 회복가능성이 없고 생명과 관련된 중요한 생체기능의 상실을 회복할 수 없으며 환자의 신체상태에 비추어 짧은 시간 내에 사망에 이를 수 있음이 명백한 경우(이하 '회복불가능한 사망의 단계'라 한다)에 이루어지는 진료행위(이하 '연명치료'라 한다)는 원인이 되는 질병의 호전을 목적으로 하는 것이 아니라 질병의 호전을 사실상 포기한 상태에서 오로지 현 상태를 유지하기 위하여 이루어지는 치료에 불과하므로, 그에 이르지 아니한 경우와는 다른 기준으로 진료중단 허용 가능성을 판단하여야 한다.

환자가 회복불가능한 사망의 단계에 진입한 경우, 환자는 전적으로 기계적인 장치에 의존하여 연명하게 되고, 전혀 회복가능성이 없는 상태에서 결국 신체의 다른 기능까지 상실되어 기계적인 장치에 의하여서도 연명할 수 없는 상태에 이르기를 기다리고 있을 뿐이므로, 의학적인 의미에서는 치료의 목적을 상실한 신체 침해 행위가 계속적으로 이루어지는 것이라 할 수 있으며, 이는 죽음의 과정이 시작되는 것을 막는 것이 아니라 자연적으로는 이미 시작된 죽음의 과정에서의 종기를 인위적으로 연장시키는 것으로 볼 수 있다.

생명권이 가장 중요한 기본권이라고 하더라도 인간의 생명 역시 인간으로서의 존엄성이라는 인간 존재의 근원적인 가치에 부합하는 방식으로 보호되어야 할 것이다. 따라서 이미 의식의 회복가능성을 상실하여 더 이상 인격체로서의 활동을 기대할 수 없고 자연적으로는 이미 죽음의 과정이 시작되었다고 볼 수 있는 회복불가능한 사망의 단계에 이른 후에는, 의학적으로 무의미한 신체 침해 행위에 해당하는 연명치료를 환자에게 강요하는 것이 오히려 인간의 존엄과 가치를 해하게 되므로, 이와 같은 예외적인 상황에서 죽음을 맞이하려는 환자의 의사결정을 존중하여 환자의 인간으로서의 존엄과 가치 및 행복추구권을 보호하는 것이 사회상규에 부합되고 헌법정신에도 어긋나지 아니한다고 할 것이다.

그러므로 회복불가능한 사망의 단계에 이른 후에 환자가 인간으로서의 존엄과 가치 및 행복추구권에 기초하여 자기결정권을 행사하는 것으로 인정되는 경우에는 특별한 사정이 없는 한 연명치료의 중단이 허용될 수 있다.

(2) 환자가 회복불가능한 사망의 단계에 이르렀을 경우에 대비하여 미리 의료인에게 자신의 연명치료 거부 내지 중단에 관한 의사를 밝힌 경우(이하 '사전의료지시'라 한다)에는 비록 진료 중단 시점에서 자기결정권을 행사한 것은 아니지만 사전의료지시를 한 후 환자의 의사가 바뀌었다고 볼 만한 특별한 사정이 없는 한 사전의료지시에 의하여 자기결정권을 행사한 것으로 인정할 수 있다.

다만, 이러한 사전의료지시는 진정한 자기결정권 행사로 볼 수 있을 정도의 요건을 갖추어야 한다. 따라서 의사결정능력이 있는 환자가 의료인으로부터 직접 충분한 의학적 정보를 제공받은 후 그 의학적 정보를 바탕으로 자신의 고유한 가치관에 따라 진지하게 구체적인 진료행위에 관한 의사를 결정하여야 하며, 이와 같은 의사결정 과정이 환자 자신이 직접 의료인을 상대방으로 하여 작성한 서면이나 의료인이 환자를 진료하는 과정에서 위와 같은 의사결정 내용을 기재한 진료기록 등에 의하여 진료 중단 시점에서 명확하게 입증될 수 있어야 비로소 사전의료지시로서의 효력을 인정할 수 있다.

환자 본인의 의사에 따라 작성된 문서라는 점이 인정된다고 하더라도, 의료인을 직접 상대방으로 하여 작성하거나 의료인이 참여한 가운데 작성된 것이 아니라면, 환자의 의사결정능력, 충분한 의학적 정보의 제공, 진지한 의사에 따른 의사표시 등의 요건을 갖추어 작성된 서면이라는 점이 문서 자체에 의하여 객관적으로 확인되지 않으므로 위

사전의료지시와 같은 구속력을 인정할 수 없고, 아래에서 보는 바와 같이 환자의 의사를 추정할 수 있는 객관적인 자료의 하나로 취급할 수 있을 뿐이다.

(3) 한편, 환자의 사전의료지시가 없는 상태에서 회복불가능한 사망의 단계에 진입한 경우에는 환자에게 의식의 회복가능성이 없으므로 더 이상 환자 자신이 자기결정권을 행사하여 진료행위의 내용 변경이나 중단을 요구하는 의사를 표시할 것을 기대할 수 없다. 그러나 환자의 평소 가치관이나 신념 등에 비추어 연명치료를 중단하는 것이 객관적으로 환자의 최선의 이익에 부합한다고 인정되어 환자에게 자기결정권을 행사할 수 있는 기회가 주어지더라도 연명치료의 중단을 선택하였을 것이라고 볼 수 있는 경우에는 그 연명치료 중단에 관한 환자의 의사를 추정할 수 있다고 인정하는 것이 합리적이고 사회상규에 부합된다.

이러한 환자의 의사 추정은 객관적으로 이루어져야 한다. 따라서 환자의 의사를 확인할 수 있는 객관적인 자료가 있는 경우에는 반드시 이를 참고하여야 하고, 환자가 평소 일상생활을 통하여 가족, 친구 등에 대하여 한 의사표현, 타인에 대한 치료를 보고 환자가 보인 반응, 환자의 종교, 평소의 생활 태도 등을 환자의 나이, 치료의 부작용, 환자가 고통을 겪을 가능성, 회복불가능한 사망의 단계에 이르기까지의 치료 과정, 질병의 정도, 현재의 환자 상태 등 객관적인 사정과 종합하여 환자가 현재의 신체상태에서 의학적으로 충분한 정보를 제공받는 경우 연명치료 중단을 선택하였을 것이라고 인정되는 경우라야 그 의사를 추정할 수 있을 것이다.

(4) 환자 측이 직접 법원에 소를 제기한 경우가 아니라면, 환자가 회복불가능한 사망의 단계에 이르렀는지 여부에 관하여는 전문의사 등으로 구성된 위원회 등의 판단을 거치는 것이 바람직하다.

라. 이 사건에 대한 판단

원심판결 이유에 의하면, 원심은 환자가 회생가능성이 없는 회복불가능한 사망과정에 진입한 경우에 환자의 진지하고 합리적인 치료중단 의사가 추정될 수 있다면 사망과정의 연장에 불과한 진료행위를 중단할 수 있다는 취지로 판단하였는 바, 원심이 연명치료 중단의 기준으로 삼은 위와 같은 사유는 위에서 살펴 본 회복불가능한 사망의 단계에 이른 경우의 연명치료 중단에 관한 법리와 같은 취지이므로 정당하고, 거기에 연명치료 중단의 허용기준에 관한 법리를 오해한 위법이 없다.

2. 원고가 회복불가능한 사망의 단계에 진입하지 않았다는 상고이유에 대하여

앞서 본 바와 같이 환자의 추정적 의사에 의하여 연명치료의 중단이 허용될 수 있는 회복불가능한 사망의 단계는 의식의 회복가능성이 없고 생명과 관련된 중요한 생체기능의 상실을 회복할 수 없으며 환자의 신체상태에 비추어 짧은 시간 내에 사망에 이를 수 있음이 명백한 경우를 의미하는 바, 그 단계에 이르렀는지 여부는 주치의의 소견뿐 아니라 사실조회, 진료기록 감정 등에 나타난 다른 전문의사의 의학적 소견을 종합하여 신중하게 판단하여야 한다.

원심은 거시 증거를 종합하여 원고에 대한 뇌 자기공명영상(MRI) 검사에서 뇌가 전반적으로 심한 위축을 보이고 대뇌피질의 요철이 단지 가느다란 띠 형상으로 보일 정도로 심하게 파괴되어 있으며 기저핵 시상(視床)의 구조가 보이지 아니하고 뇌간 및 소뇌도 심한 손상으로 위축되어 있는 사실, 원고의 담당 주치의는 원고에게 자발호흡은 없지만 뇌사상태는 아니며 지속적 식물인간상태로서 의식을 회복할 가능성은 매우 낮아 5% 미만이라는 견해를 피력하였으나, 진료기록 감정의는 원고가 자발호흡이 없어 일반적인 식물인간상태보다 더 심각하여 뇌사상태에 가깝고 회복가능성은 거의 없다고 하고 있으며, 신체감정의들도 모두 원고가 지속적 식물인간상태로서 회생가능성이 희박하다는 취지의 견해를 밝히고 있는 사실, 자발호흡이 없어 인공호흡기에 의하여 생명이 유지되는 상태인 사실을 각 인정한 후, 원고가 회복불가능한 사망의 단계에 진입하였다고 판단하였다.

이러한 원심의 판단은 위의 법리에 따른 것으로서 수긍할 수 있고, 거기에 상고이유에서 주장하는 바와 같은 의료행위의 재량성에 대한 법리오해 등의 위법이 없다.

3. 원고의 진료중단을 구하는 의사가 추정되지 않는다는 상고이유에 대하여

원심은 거시 증거를 종합하여 원고가 독실한 기독교 신자로서 15년 전 교통사고로 팔에 상처가 남게 된 후부터는 이를 남에게 보이기 싫어하여 여름에도 긴 팔 옷과 치마를 입고 다닐 정도로 항상 정갈한 모습을 유지하고자 하였던 사실, 텔레비전을 통해 병석에 누워 간호를 받으며 살아가는 사람의 모습을 보고 "나는 저렇게까지 남에게 누를 끼치며 살고 싶지 않고 깨끗이 이생을 떠나고 싶다."라고 말하였던 사실, 3년 전 남편의 임종 당시 며칠 더 생명을 연장할 수 있는 기관절개술을 거부하고 그대로 임종을 맞게 하면서 "내가 병원에서 안 좋은 일이 생겨 소생하기 힘들 때 호흡기는 끼우지 말라.

기계에 의하여 연명하는 것은 바라지 않는다."고 말한 사실 등 일상생활에서의 대화 및 원고의 현 상태 등 여러 사정을 종합하여, 원고가 현재의 상황에 관한 정보를 충분히 제공받았을 경우 원고에게 현재 시행되고 있는 연명치료를 중단하고자 하는 의사가 있었을 것으로 추정하였다.

원심의 이와 같은 조치는 위에서 본 회복불가능한 사망의 단계에 이르렀을 경우의 환자의 자기결정권 및 환자 의사 추정에 관한 법리에 부합되는 것으로서 수긍할 수 있고, 거기에 상고이유에서 주장하는 바와 같은 헌법 위반이나 법리오해 등의 위법이 없다.

4. 결론

그러므로 상고를 기각하고, 상고비용은 패소자가 부담하기로 하여 주문과 같이 판결한다. 이 판결에는 원고가 회복불가능한 사망의 단계에 들어섰고 연명치료 중단의 의사가 추정되는지 여부에 대한 대법관 안대희, 대법관 양창수의 반대의견과 연명치료 중단의 허용기준에 대한 대법관 이홍훈, 대법관 김능환의 반대의견이 있는 외에는 관여 법관들의 의견이 일치하였고, 다수의견에 대한 대법관 김지형, 대법관 차한성의 보충의견 및 연명치료 중단의 절차에 대한 대법관 김지형, 대법관 박일환의 별개의견이 있다.

5. 원고가 회복불가능한 사망의 단계에 들어섰고 연명치료 중단의 의사가 추정되는지 여부에 대한 대법관 안대희, 대법관 양창수의 반대의견

연명치료 중단 일반에 관하여, 환자가 회복불가능한 사망의 단계에 진입한 후에 인간으로서의 존엄과 가치 및 행복추구권에 기초하여 자기결정권을 행사하는 것으로 인정되는 경우에는 연명치료 중단이 허용될 수 있고, 이러한 자기결정권은 1차적으로 서면 등에 의한 사전의료지시의 방법으로 행사될 수 있으며, 그것이 없는 경우에는 환자의 '추정적 의사'에 의해서도 연명치료 중단이 허용될 수 있다는 점에 관하여는 다수의견과 견해를 같이 한다.

그러나 우선 이 사건에서 원고가 '회복불가능한 사망의 단계'에 이르렀다고 본 점에는 찬성할 수 없다. 나아가 여기서의 '추정적 의사'가 "환자에게 자기결정권을 행사할 수 있는 기회가 주어진다면 연명치료의 중단을 선택하였을 것이라고 볼 수 있는 경우"에는 긍정된다고 하는 점도 수긍할 수 없다. 연명치료의 중단을 환자의 자기결정권에 의하여 정당화하는 한, 그 '추정적 의사'란 환자가 현실적으로 가지는 의사가 객관적인 정황으로부터 추단될 수 있는 경우에만 긍정될 수 있으며, 다수의견이 말하는 바와 같은 '가정적 의사' 그 자체만으로 이를 인정할 수 없다고 할 것이다.

(가) 이 사건에서 원고가 회복불가능한 사망의 단계에 이르렀다고 할 것인지 여부에 관하여 본다.

(1) 뒤의 나.(4)에서도 보는 대로 환자가 회복불가능한 사망의 단계에 이르렀다고 판단되면, 이제 곧 그의 죽음을 불러올 수 있는 연명치료의 중단이 이에 관한 환자의 자기결정을 떠나 객관적 법질서의 관점에서도 예외적으로 허용될 수 있다. 이와 같이 환자가 그러한 단계에 이르렀는지는 결국 사망을 직접 초래하는 연명치료 중단의 허용 여부를 가르는 중대한 요건이므로 그 판단에는 신중을 기하여야 한다.

특히, 사람의 뇌는 생명의 유지에 직결되면서도 아직은 그 생리나 기능 등이 밝혀지지 아니한 부분이 여전히 매우 많고 한편 끈질긴 회복 · 재생의 능력을 보이는 신비로운 신체기관이다. 그러므로 과연 뇌의 기능이 '돌이킬 수 없게 상실되었다'고 말할 수 있으려면, 비록 사람의 판단이란 것이 애초 그 판단 당시의 지식 또는 기술 등의 상태를 기준으로 해서 내려질 수밖에 없는 기본적인 한계를 인정한다고 하더라도, 최대한 객관적으로 의문이 없는 전문적인 판단이 필요하다고 할 것이다. '장기 등 이식에 관한 법률'이 뇌사 여부만을 판정하는 전문적 기관을 별도로 두어 그 판정 결과에 따르도록 하는 것(같은 법 제14조 이하)도 이러한 취지에서 나온 것임은 물론이다.

그리고 실제로 그 판단을 함에 있어서는 환자를 계속적으로 진료하여 옴으로써 환자의 상태를 직접적으로 얻은 자료에 의하여 가장 잘 알고 있을 담당 주치의의 의견은, 비록 그가 소송당사자의 일방에 속하여 일하는 경우라고 하더라도, 다른 특별한 사정이 없는 한, 단지 의료기록만을 통하여 환자의 상태에 접근한 다른 전문가의 견해에 비교하여 그에 일정한 무게를 두지 않을 수 없다.

(2) 그런데 이 사건에서 기록에 의하면, 원고는 처음 의식을 상실한 2008. 2. 18. 무렵에는 자발호흡이 거의 없고, 인공호흡기의 도움 없이는 호흡을 유지할 수 없는 상태이며, 뇌 컴퓨터단층촬영(CT) 검사상 광범위한 뇌부종의 소견을 보이고 대뇌의 인지기능을 상실하였으나 자발적으로 눈을 뜨고 외부의 자극에 움직이는 반사반응을 보이는 등 뇌간 기능의 일부가 유지되고 있었고, 제1심 변론종결시인 2008. 11. 6. 무렵에는 의학

적으로 의미 있는 개선은 없고, 자발적으로 눈을 뜨기는 하나 외부자극에 반응이 없고, 통증 자극에 대하여는 팔다리의 반사적 반응은 있으나 얼굴표정이나 안구 운동에서 반응이 없으며, 동공반사가 없고 안구의 시선은 양쪽 모두 우측 상향으로 치우쳐 있고 바빈스키 징후도 비정상적인 한편, 제1심 변론종결 무렵을 기준으로 하여 진료기록 또는 신체감정을 한 감정의들은 원고의 의식회복가능성이 없는 지속적인 식물인간상태에서 기대여명이 2년 내지 5년이라고 진술하였으나, 원고를 치료하여 온 피고의 담당 주치의는 원고의 의식회복가능성이 5% 미만이고 원고의 기대여명이 의식상실 당시로부터 1년 내지 2년이라고 진술하였음을 알 수 있다. 이와 관련하여 피고의 상고이유서에 의하면 원고를 치료하여 온 피고의 주치의는 원고의 기대여명을 적어도 4개월 이상으로 판단하고 있고, 이 법원의 변론에서 피고의 원고 담당의사는 원고가 2009. 4. 23. 현재 통증에 반응하나 의식은 회복되지 않았으며, 눈을 계속하여 뜨고 있고 자발호흡도 간간이 보이나 전체적으로 인공호흡기를 유지해야 하는 상태이고, 소리지시에 대한 반응이나 동공의 빛에 대한 반응은 없으나, 기관 내 흡인 시 고개움직임과 기침반사를 미약하게 보이는 등으로 통증에 대한 반응은 있으며 3개월 동안 임상상태의 변화 없이 중환자실에 입원하고 있다고 진술하고 있음을 알 수 있다.

(3) 사정이 이와 같다면, 특히 원고를 치료하여 온 피고의 담당의사가 원고의 의식회복가능성이 5% 미만으로라도 남아 있고 원고의 현재 상태를 기준으로 하더라도 그 기대여명이 적어도 4개월 이상이라고 판단하고 있는 점 등에 비추어, 원고가 의식회복가능성이 없다거나 원고가 짧은 시간 내에 사망에 이를 것이 명백하다 할 수 있는지 의문이고, 원고가 회복불가능한 사망의 단계에 있다고 쉽사리 단정할 수는 없다고 할 것이다.

(나) 이 사건에서 설령 원고가 회복불가능한 사망의 단계에 이르렀다고 하더라도, 연명치료 중단을 구하는 원고의 '추정적 의사'가 있다고는 할 수 없다.

(1) 의사표시의 해석 일반에서 그러한 대로, 추정적 의사는 가정적 의사 또는 의제된 의사와는 기본적으로 구별되어야 할 것이다. 추정적 의사란 일반적으로 어떠한 표현행위를 하는 사람이 현실적으로 가진 의사를 제반 정황으로부터 추단하여 그의 의사표시로 인정하는 것을 의미하고, 이렇게 행하여진 의사표시는 '묵시적 의사표시'라고도 불린다. 예를 들어 어떤 사람이 정류장에서 버스를 기다리다가 아무 말 없이 자신이 원하는 버스에 올라타는 경우에, 그가 버스회사와의 사이에 운송계약을 체결하려는 의사표

시는 '묵시적 의사표시'인 것이다. 한편, 민법 등에서 예를 들면 매매계약과 관련하여 "추정한다"고 정하는 경우가 있다(우선 민법 제579조, 제585조 참조). 그러나 이들 규정은 어디까지나 엄밀한 의미의 의사표시 해석작업에서의 지침 또는 기준을 제시하는 것, 보다 정확하게 말하면 소송에서 계약의 내용에 관한 입증책임을 분배하는 것에 불과하다.

(2) 그러나 그렇지 아니하고 만일 그가 제반 사정 아래서 문제되는 사항에 관하여 자신의 법적 의사를 표시하였다고 가정하는 경우에 이러저러한 의사표시를 하였으리라고 인정되는 경우에는 그러한 의사는 이른바 '가정적 의사'이다.

물론 추정적 의사라는 말을 이와 같이 가정적 의사도 포함하는 것으로 사용하는 것은 기본적으로 언어사용자 사이의 약속에 달려 있는 문제에 그친다고 할는지 모른다. 그러나 소송에서 사용된 언어의 의미는 청구원인, 소송물 등 심리 · 판단의 내용 또는 범위와 관련하여 심중한 의미가 있을 뿐 아니라{이에 대하여는 뒤의 (4) 앞부분 참조}, 그 점을 차치하고라도 다수의견이 환자의 연명치료의 중단청구를 그의 자기결정권으로써 정당화하면서, 그의 가정적 의사에 기해서도 연명치료의 중단을 인정하는 것이 과연 앞뒤가 맞는 것인지 지극히 의문이다.

통상 '보충적 해석'이라고도 불리는 가정적 의사의 탐색은 애초부터 방법적으로 표의자가 현실적으로 가지지 않는 의사를 법률행위의 내용으로 상감(象嵌)하는 것으로서, 일반적으로 그 성질은 엄밀하게 말하면 의사표시의 해석에 속하는 작업이라기보다는, 법관 등의 제3자가 당사자의 계약 등 법률관계의 처리를 위하여 그 법률관계의 내용을 보충적으로 형성하여 가는 일로서의 측면이 뚜렷하다. 그러므로 거기에서 일반적으로 표의자의 '자기결정'을 찾기가 쉽지 않다.

특히, 이 사건에서와 같이 사람의 가장 중요한 가치인 생명의 유지 · 소멸에 관하여 최종적인 결단에 관한 '자기결정'이라고 하려면, 다른 신체침해적 의료행위(이 경우 의사의 설명의무에 관한 법리를 상기하는 것으로 족하다)에서보다도 더욱 강화된 절차적 요청을 충족하여, 그 의사가 의사결정능력이 있는 상태에서 의료기관으로부터 직접으로 충분한 의학적 정보를 제공받아 설명을 들은 후 이를 바탕으로 가치관에 따라 심사숙고한 결과로서 지속적인 의사로서 진지하게 표시되어야 할 것이고, 이 점은 다수의견도 강조하는 바이다. 그렇다면 더욱이나, 일반적으로 위와 같이 설명에 이어지는 심사숙고의 결과인지와는 무관하게 그 유무 및 내용이 판단되는 가정적 의사를 들어서 환자의 '자기결정'을 운위할 수 없을 것이다. 무엇보다도 이 사건에서 원심이 '추정적 의사'를 긍정하는 근거로 들고 있는 아래 (3)의 ①부터 ③까지의 사정들도 위와 같은 설명에 이어지는 심사숙고의 결과로서 인정되고 있지 않다는 사실(기록상 이러한 점을 인정할 자료도 없다) 자체가 다수의견이 말하는 바와 같은 '가정적 의사'가 위와 같은 설명에 이어지는 심사숙고의 결과로서의 자기결정과 무관함을 반증하여 준다.

또한, 만일 위와 같은 가정적 의사에 기한 연명장치의 중단을 인정한다면, 그것은 이른바 환자의 '보호자'가 자신의 사정들에 기하여 또는 자신의 편의나 이익을 위하여 그 가정적 의사의 존재를 뒷받침하는 사정들만을 제시함으로써 환자의 이른바 '자기결정'을 왜곡하여 의료기관의 연명치료 중단을 구하는 일이 쉽사리 일어날 수 있을 것을 우려하지 않을 수 없다. 그러한 관점에서 보면, 다수의견은 이 사건에서 법논리적으로 원고의 '자기결정권'을 끌어들여 연명치료의 중단청구를 정당한 것으로 설명하면서도, 실제로는 원고의 특별대리인을 포함하여 원고의 가족들이 일치하여 가지는 원고에 대한 연명치료 중단의 의사를 관철하려는 것에 대하여 그들만이 제시 · 입증할 수 있고 또 실제로 제시 · 입증하고 있는 정황에 기하여 원고가 실제로 가지는 의사가 아니라 원고의 이른바 '추정적 의사'를 인정함으로써 이를 법적으로 뒷받침하고 있다는 의구심을 다 떨쳐버릴 수 없음을 지적하여 둔다. 연명치료의 중단에 관한 환자 가족들의 의사는 원고의 '추정적 의사'라는 것을 통하여 우회적으로 관철될 것이 아니라, 뒤의 (4)에서 보는 대로 '환자의 자기결정'과는 무관하게 시인될 수 있는 또 하나의 연명치료중단청구의 허용 여부를 판단함에 있어서 정면으로 그 의미와 무게가 평가되는 것이 정도(正道)라고 할 것이다.

물론, 구체적으로 앞서 본 바와 같은 추정적 또는 묵시적 의사(이하에서는 혼동을 피하기 위하여 아예 '묵시적 의사'라는 표현을 쓰기로 한다)와 가정적 의사가 선명하게 구별되기 어려운 경우도 없지 않을 것이다. 특히, 개별 사건에서 그와 관련되는 모든 사정을 종합적으로 검토 · 평가하여 어떠한 표현행위의 법적 의미를 이해하는 것을 내용으로 하는 의사표시의 해석인 만큼 더욱 그러하다. 그러나 그러한 현실적인 어려움이, 특히 연명치료의 중단이라는 한 사람의 실존적 운명의 종국적인 결정과 관련하여 묵시적 의사와 가정적 의사라는 핵심에서는 서로 분명히 다른 탐색목표의 혼동을 정당화할 수는 없다.

(3) 이와 같은 관점에서 이 사건에서 연명치료의 중단에 관한 원고의 묵시적 의사를 인정할 수 있는지를 살펴본다.

원심이 원고의 진료중단을 구하는 의사가 추정되는 사유로 들고 있는 사정들은, ① 원고는 독실한 기독교 신자로서 15년 전 교통사고로 팔에 상처가 남게 된 후부터는 이를 남에게 보이기 싫어하여 여름에도 긴 팔 옷과 치마를 입고 다닐 정도로 항상 정갈한 모습을 유지하고자 하였다는 것, ② 텔레비전을 통해 병석에 누워 간호를 받으며 살아가는 사람의 모습을 보고 "나는 저렇게까지 남에게 누를 끼치며 살고 싶지 않고 깨끗이 이생을 떠나고 싶다."라고 말하는 등 신체적인 건강을 잃고 타인의 도움 등에 의하여 연명되는 삶보다는 자연스러운 죽음을 원한다는 취지의 견해를 밝혀왔다는 것, ③ 3년 전 남편의 임종 당시 며칠 더 생명을 연장할 수 있는 기관절개술을 거부하고 그대로 임종을 맞게 하면서 "내가 병원에서 안 좋은 일이 생겨 소생하기 힘들 때 호흡기는 끼우지 말라. 기계에 의하여 연명하는 것은 바라지 않는다."고 말하는 등 이 사건과 유사한 실제 상황에서 남편에 대하여 연명치료의 시행을 거부한 바 있다는 것 등이다.

그러나 위 ①이나 ②와 같은 정도의 말이나 태도 등은 누구라도 건강한 상태에서 흔히 할 수 있는 정도의 것에 지나지 않는다. 결국, 위 ③이 연명치료에 관하여 직접 언급한 것으로서 다수의견이 원고의 추정적 의사를 긍정하게 하는 결정적인 정황이 된 것으로 보인다. 그러나 위 ③은 비록 남편이라고 하여도 역시 타인이 처한 상황에 대응하여 나온 것으로서, 그것이 과연 자신의 운명에 관하여 숙고한 끝에 진지하고 지속적인 의사에 기하여 나온 것이라고 볼 자료가 없다. 특히, 그 발언은 그 내용 자체로 보더라도 인공호흡기와 같은 생명유지장치의 삽입 · 장착을 단순히 소극적으로 거부하는 것으로 볼 수는 있을지 몰라도, 거기에서 나아가 생명유지장치가 이미 장착되어 있을 때, 그것도 이 사건에서와 같이 원고가 의식이 있는 상태에서 폐암 여부를 확진받기 위하여 기관지 내시경을 통하여 폐종양조직검사를 받던 중 예기치 못하게, 즉 자연적 노화 또는 원고가 원하였다는 '자연스러운 죽음의 과정'과는 무관하게 이미 인위적인 시술로 '억울하게도' 과다출혈이 발생하여 심정지가 발생하였고 이로 인한 저산소증으로 심한 뇌손상을 입고 뇌기능 및 신체기능의 많은 부분을 상실한 경우에까지도 연명장치를 적극적으로 제거하기를 바라는 의미를 포함한다고 쉽사리 말할 수 없다.

그러므로 이 사건에서 원심이 연명치료의 중단에 관한 원고의 '추정적' 의사를 긍정한 것은 연명치료의 중단에 관한 법리 또는 그 의사의 해석에 관한 법리를 오해하였거나 심리를 다하지 아니한 위법이 있다고 할 것이다.

(4) 이와 관련하여 여기서 부가적으로 지적하고 싶은 것은, 이 사건 청구가 원고의 '자기결정권'에 기하여 연명치료의 중단에 관한 원고 자신의 '추정적 의사'를 기초로 하여서만 행하여지고 있다는 점이다. 여기서 '추정적' 의사란, 이 법원에서 행하여진 변론에서 원고 대리인이 강조한 바와 같이, 원고의 묵시적 의사를 가리킨다. 그러므로 이 사건에도 적용되는 민사소송에 관한 처분권주의 및 변론주의의 기본원칙에 좇아 이 법원은 과연 그러한 묵시적 의사가 인정되는지 여부에 의해서만 이 사건에 대하여 결론을 내려야 한다. 그리하여 이 소수의견은 그 묵시적 의사의 존재 여부에 대하여 부정적으로 판단하는 것이다.

그러나 이 소수의견은 연명치료의 중단에 관한 환자 본인의 명시적 또는 묵시적 의사가 인정되지 않는 경우에도 엄격한 예외적인 요건 아래서 연명치료의 중단이 허용될 수 있다는 견해임을 밝혀 두고자 한다. 즉, 이 소수의견은 연명치료의 중단은 반드시 환자의 '자기결정권'으로부터만 인정된다고 할 것은 아니고, 비록 예외적이기는 하지만, 법질서 일반의 관점에서 정당화될 수 있는 경우도 있다는 것이다.

그것이 어떠한 경우에 허용되는가는 이론적으로 달리 말하면, 환자(또는 그의 가족 등 제3자)와 의료기관 간의 진료계약의 내용으로서의 치료중지의무의 발생 요건을 제시하는 것이 된다. 다수의견이 말하는 대로, 의료의 '가변적인 성질'로 인하여 의료기관의 의무로서의 진료라고 하여도 그 내용은 다양할 수 있다. 그런데 그 가변성이 극단으로 치달아 여기서 문제되는 회복불가능한 사망의 단계에 오면, 의료기관은 의료계약의 앞서 본 '보충적 해석'에 기하여 연명장치를 중단하여야 할 의무를 부담하게 될 수 있다. 또는, 이는 의료기관이 의료계약에 기하여 일반적으로 부담하는 "위임의 본지에 따라 선량한 관리자의 주의로써 위임사무를 처리할 의무"(민법 제681조)의 구체화로 설명하는 것도 전혀 불가능한 것은 아니다. 즉, 의료계약에 기하여 의료기관은 원칙적으로 생명의 유지 · 연장과 건강의 증진을 도모하기 위하여 환자를 진단하고 치료할 의무를 부담하지만, 다수의견이 설시하는 대로 "의학적으로 무의미한 신체 침해 행위에 해당하는 연명치료를 환자에게 강요하는 것이 오히려 환자의 인간으로서의 존엄과 가치를 해하게 되는" 예외적인 경우에는 연명치료를 중단하는 것이야말로 자신에게 맡겨진 일을 '위임의 본지(本旨)에 따라' 처리하는 것이 될 수 있다는 것이다(통상 응급환자에 대한 응급의료를 거부할 수 없는 응급의료종사자라도 '정당한 사유'가 있으면 응급의료를 중단할 수 있다는 '응급의료에 관한 법률' 제10조, 의료계약에 통상 적용되는 민법의 위임에 관한 규정 중에서 상대방에게 불리한 시기에 계약을 해지하더라도 "부득이한 사유"가 있다면 손해배상 기타 법적 불이익을 입지 않는다고 정하는 민법 제689조도 이 맥락에서 참고할 만하다. 자신이 아니라 남의 이익을 앞세워 돌보아야 하는 의료기관의 법적 지위를 생각함에 있어서는 예를 들면 친권에서 그러한 것처럼 권리와 의무 사이의 거리를 강조할 것이 아니다).

구체적으로 어떠한 경우에 연명치료를 환자에게 강요하는 것이 오히려 환자의 인간으로서의 존엄과 가치를 해하게 되는가의 판단은 일률적으로 말할 수 없고, 그 가족을 포함한 환자 측 및 의료기관의 제반 사정을 합리적으로 고려하여 정할 수밖에 없다. 구체적으로는 환자의 나이 · 직업이나 경력, 평소의 종교 · 신념이나 생활태도, 질환의 경과와 현재 상태, 생명의 연장이 가능한 기간의 장단, 이미 지출한 또는 앞으로 지출하게 될 비용, 가족들의 상황, 환자로 인한 가족들의 정신적 고통, 그들의 경제적 지출을 포함한 생활상의 희생 등 환자 측의 사정은 물론이고, 의료기관의 성격이나 설비, 그 진료의 내용과 결과, 의료진의 견해 등과 같은 의료기관 측의 사정이 문제될 것이다. 그리고 연명치료의 중단에 관한 환자 가족들의 동의 여부도 그러한 판단에 있어서 고려되어야 할 중요한 요소의 하나로서, 오히려 이는 독자적인 요건에 해당한다고 할 것이다(가족의 동의 요건 및 그 내용에 관하여는 '장기 등 이식에 관한 법률' 제18조 제3항 제2호 등이 유추적용될 수 있다). 이렇게 보면 이 소수의견과 다수의견의 차이는 법논리적인 것 또는 소송내용 등은 별론으로 하고 그 결론에 있어서는 아주 큰 것이 아니라고 해도 좋을지 모른다.

그러나 중요한 것은 여기서 환자의 '가정적 의사'는 연명치료 중단의 허용 여부를 판단하는 유일한 또는 결정적인 요소는 아니라는 점이다. 즉, 환자의 가정적 의사가 연명치료의 중단에 찬성하지 않는 것으로 밝혀지더라도, 그 의사를 존중하여 연명치료를 계속하는 것이 환자의 인간으로서의 존엄과 가치에 반한다고 말할 수 있는 경우가 상정될 수 있다. 요컨대, 이 단계에서 연명치료의 중단 여부는 법질서 일반의 관점에서 행하여지는 당해 사안에 대한 객관적인 이익형량 내지 가치평가의 문제인 것이다.

(다) 결국, 원심이 원고가 이미 회복불가능한 사망의 단계에 이르렀다고 전제하고 나아

가 연명치료 중단에 관한 원고의 '추정적' 의사를 긍정하여 원고의 연명치료 중단 청구를 인용한 것은 결국 연명치료의 중단에 관한 법리 또는 그 의사의 해석에 관한 법리를 오해한 위법이 있다고 할 것이다. 그러므로 원심판결은 그대로 유지될 수 없고, 파기되어야 한다.

6. 연명치료 중단의 허용기준에 대한 대법관 이홍훈, 대법관 김능환의 반대의견

다수의견과는 달리, 생명에 직결되는 진료에 있어서 환자의 '자기결정권'은 소극적으로 그 진료 내지 치료를 거부하는 방법으로는 행사될 수 있어도 이미 환자의 신체에 삽입, 장착되어 있는 인공호흡기 등의 생명유지장치를 제거하는 방법으로 치료를 중단하는 것과 같이 적극적인 방법으로 행사되는 것은 허용되지 아니하며, 따라서 원고의 이 사건 청구는 인용될 수 없다고 본다. 그 이유는 다음과 같다.

(가) 의료계약의 본질과 특성상 의사는 진료를 행함에 있어 환자의 상황과 당시의 의료수준 그리고 자기의 지식경험에 따라 적절하다고 판단되는 진료방법을 선택할 상당한 범위의 재량을 가진다. 따라서 환자가 의료인에게 특정한 의료행위나 치료방법을 강요할 수 없다. 그러나 모든 사람은 인간으로서의 존엄과 가치를 가지며 이에 터잡아 신체의 불가침성과 완전성을 보전할 기본적인 권리를 가지므로 인체에 대한 어떤 형태의 침해일지라도 이를 거부하고 거절할 권리가 있다고 할 것이다. 따라서 의료행위가 신체에 대한 침해적인 요소를 포함하는 것인 때에는 환자의 동의 내지 승낙이 없이는 그 시술을 할 수 없고, 환자는 '자기결정권'에 기하여 이를 거부할 수 있으며, 이는 그 의료행위가 생명유지장치의 삽입, 장착과 같이 생명에 직결되는 것이라고 하더라도 마찬가지라고 할 것이다. 다만, 이러한 인체를 침해하는 의료행위의 거부에 관한 환자의 '자기결정권'의 행사가 정당하기 위하여는, 의사결정능력이 있는 상태에서 의료인으로부터 직접, 충분한 의학적 정보를 제공받아 설명을 들은 후 이를 바탕으로 자신의 고유한 가치관에 따라 진지하게 심사숙고한 결과라는 점이 전제되어야 한다. 그리고 이러한 '자기결정권'은 사전의료지시의 방법으로도 행사될 수 있다.

그러나 '자기결정권'도 구체적인 권리의 하나이므로 타인의 권리를 침해할 수 없고 헌법질서에 위반되지 않는 범위에서만 보호받을 수 있는 내재적 한계가 있으며, 생명권의 주체라고 하더라도 자살의 경우와 같이 자기 생명을 자유롭게 처분하는 것은 헌법상 '자기결정권'의 한계를 벗어나는 것으로서 사회상규에 반하므로 허용될 수 없다.

그러므로 환자가 인위적으로 생명을 유지, 연장하기 위한 생명유지장치의 삽입 또는 장착을 거부하는 경우, 특별한 사정이 없는 한, 비록 환자의 결정이 일반인의 관점에서는 비합리적인 것으로 보이더라도 의료인은 환자의 결정에 따라야 하고 일반적인 가치평가를 이유로 환자의 자기결정에 따른 명시적인 선택에 후견적으로 간섭하거나 개입하여서는 아니 된다. 환자의 이러한 '자기결정권' 행사가 있는 때에는 의료인이 의료법상의 진료 또는 응급의료에 관한 법률상의 응급의료를 행하지 아니할 정당한 사유가 있는 경우에 해당한다고 할 것이다.

그러나 이와는 달리, 이미 생명유지장치가 삽입 또는 장착되어 있는 환자로부터 생명유지장치를 제거하고 그 장치에 의한 치료를 중단하는 것은 환자의 현재 상태에 인위적인 변경을 가하여 사망을 초래하거나 사망시간을 앞당기는 것이므로, 이미 삽입 또는 장착되어 있는 생명유지장치를 제거하거나 그 장치에 의한 치료를 중단하라는 환자의 요구는 특별한 사정이 없는 한 자살로 평가되어야 하고, 이와 같은 환자의 요구에 응하여 생명유지장치를 제거하고 치료를 중단하는 것은 자살에 관여하는 것으로서 원칙적으로 허용되지 않는다고 할 것이다.

다만, 생명유지장치가 삽입, 장착되어 있는 상태에서도 환자가 몇 시간 또는 며칠 내와 같이 비교적 아주 짧은 기간 내에 사망할 것으로 예측, 판단되는 경우에는, 환자가 이미 돌이킬 수 없는 사망의 과정에 진입하였고 생명유지장치에 의한 치료는 더 이상 의학적으로 의미가 없으며 생명의 유지, 보전에 아무런 도움도 주지 못하는 것이므로, 이때에는 생명유지장치를 제거하고 치료를 중단하는 것이 허용된다고 할 것이다. 이 경우의 치료중단은 사망을 초래하거나 사망시간을 앞당기는 것으로 평가할 것이 아니다.

(나) 그런데 다수의견은 '환자가 의식의 회복가능성이 없고 생명과 관련된 중요한 생체기능의 상실을 회복할 수 없으며 환자의 신체상태에 비추어 짧은 시간 내에 사망에 이를 수 있음이 명백한 경우'를 '회복불가능한 사망의 단계'라고 정의하고, 그 단계에 이른 환자는 이미 의식의 회복가능성을 상실하여 더 이상 인격체로서의 활동을 기대할 수 없고 자연적으로는 이미 죽음의 과정이 시작되어 연명치료를 계속하는 것은 의학적으로 무의미한 신체 침해 행위를 강요하는 것이 되므로 그 환자에 대하여는 사전의료지시에 의한 '자기결정권'의 행사에 따라, 또는 추정되는 환자의 의사에 따라 생명유지장치를 제거하는 방법으로 연명치료를 중단하는 것이 허용된다고 하고 있다.

그러나 다수의견은 의료계약의 본질과 특수성에 반하여 환자가 의료인에게 특정한 의료행위 또는 치료행위를 하도록 강요하는 것이어서 부당하다.

나아가 다수의견이 말하는 '환자의 신체상태에 비추어 짧은 시간 내에 사망에 이를 수 있음이 명백한 경우'의 의미가 어떤 것인지 분명하지는 않지만, 이 사건에서 담당 주치의 또는 감정의들은 인공호흡기가 장착된 상태에서 원고의 기대여명이 짧게는 4개월 이상, 길게는 1년 이상이라는 의견을 제시하였음에도 불구하고 원고가 이미 회복불가능한 사망의 단계에 이른 것으로 판단하고 있는 점에 비추어 보면, 인공호흡기 등의 생명유지장치가 장착되어 있는 환자의 경우에는 그 장치가 장착되지 않는 신체상태를 기준으로 하여 그가 비교적 짧은 시간 내에 사망에 이를 것인지 여부를 판단한다는 뜻이라고 해석된다.

그러나 호흡을 통해 체세포에 산소가 공급되지 않으면 모든 체세포가 곧 기능을 상실하여 사람이 사망에 이르는 것이므로, 다수의견의 기준에 따르는 한에 있어서는, 비록 의식의 회복가능성이 없다는 점이 전제되어 있기는 하지만, 자발호흡을 완전히 회복하지 못한 모든 환자가 회복불가능한 사망의 단계에 이른 것으로 분류, 평가될 위험이 있다. 사람의 심폐기능이 정지되지 않는 한 아직 사망한 것이 아니며, 그 심폐기능이 자발적인 것인지 인공호흡기 등의 생명유지장치의 도움에 의한 것인지에 따라 달리 볼 것은 아니다. 장기 등 이식에 관한 법률은 그 법이 정한 기준 및 절차에 따라 뇌 전체의 기능이 되살아날 수 없는 상태로 정지되었다고 판정된 자를 '뇌사자'로, 뇌사자를 제외한 자를 '살아 있는 사람'으로 정의하면서(제3조 제4호), 뇌사자로 판정되지 아니한 자로부터 장기 등을 적출하여 사망에 이르게 한 자를 살인죄와 같은 형으로 처벌하도록 규정하고 있다(제39조). 한편, 응급의료에 관한 법령은 심폐소생술이 필요한 경우를 응급환자의 하나로 정의하고, 응급환자의 발생부터 생명의 위험에서 회복되거나 심신상의 중대한 위해가 제거되기까지의 과정에서 응급환자를 위하여 행하여지는 응급처치 등을 응급의료라고 정의하면서(법 제2조, 시행규칙 제2조), 모든 국민은 응급의료를 받을 권리를 가지며(법 제3조), 응급의료종사자는 업무중에 응급의료를 요청받거나 응급환자를 발견한 때에는 즉시 응급의료를 행하여야 하며 정당한 사유 없이 이를 거부하거나 기피하지 못한다고 규정하고 있다. 그러므로 뇌사로 추정조차 되지 아니하는 자는 인공호흡기 등의 생명유지장치의 도움을 받는지 여부와 관계없이 여전히 '살아 있는 사람'이며, 그로부터 인공호흡기 등을 제거함으로써 그로 하여금 사망에 이르게 하는 행위는 응급의료의 거부 내지 기피에 해당하여 현행법상 그 생명을 침해하는 행위로 평가할 수밖에 없다. 다만, 그 환자가 인공호흡기 등을 장착하여 그 도움을 받는 상태에서도 사망에 극히 근접해 있는 경우라면, 이 때의 인공호흡기 등의 제거는 생명을 침해하는 것으로 평가할 수 없고 사회상규에도 반하지 아니하는 것으로 볼 수 있을 것이다. 그러나 사망에 근접하였는지 여부를 인공호흡기 등이 장착된 상태가 아니라 그 장치가 제거된 상태를 기준으로 하여 판단하고 인공호흡기 등의 제거가 허용된다고 보는 것은 현행법상 용인될 수 없고, 그 정당성의 근거를 찾을 수도 없다. 만일 다수의견이, 회복불가능한 사망의 단계에 이른 환자에 대한 인공호흡기 등에 의한 치료는 의학적인 의미에서 치료의 목적을 상실한 신체침해 행위가 계속적으로 이루어지는 것이어서 환자의 인간으로서의 존엄과 가치 및 행복추구권에 반한다고 하는 가치판단에서 그 치료중단행위의 정당성의 근거를 찾는 취지라면, 굳이 환자의 '자기결정권'에 기한 입론을 할 필요도 없을 것이다.

(다) 이러한 법리에 따라 이 사건을 검토하여 보면, 원고는 생명유지장치인 인공호흡기가 이미 삽입, 장착되어 있는 상태에서 그 장치의 제거를 구하고 있으므로 그 청구가 정당하려면 원고가 앞에서 본 바와 같이 생명유지장치가 삽입, 장착되어 있는 상태에서도 원고가 비교적 아주 짧은 기간 내에 사망할 것으로 예측, 판단되는 돌이킬 수 없는 사망의 과정에 진입하였다는 점이 전제되어야 할 것이다.

그러나 이 사건에서 원고의 뇌가 비록 전반적으로 심한 위축을 보이고 뇌간 및 소뇌도 심한 손상으로 위축되어 있으나, 아직 뇌사상태에는 이르지 아니한 지속적 식물인간상태라는 점에 대하여는 담당 주치의와 감정의의 의견이 일치되어 있고, 다수의견도 인정하는 터이다. 그리고 앞서의 다른 반대의견에서 적절히 지적하고 있는 바와 같이, 이 사건 소제기 당시 및 제1심 변론종결 당시 원고의 기대여명은 1년 내지 2년이라는 것이었고, 현재에 있어서도 적어도 4개월 이상이라는 것이므로, 원고를 가리켜 앞에서 본 바와 같은 의미에서의 이른바 돌이킬 수 없는 사망의 과정에 진입하였다고는 도저히 말할 수 없다.

그렇다면 이 사건은 환자에게 장착된 인공호흡기의 제거가 정당화될 수 있는 경우에 해당한다고는 볼 수 없으므로, 원고의 이 사건 청구는 다른 요건을 나아가 따져 볼 것도 없이 인용될 수 없다.

(라) 사람의 생명은 그 무엇과도 바꿀 수 없는 고귀한 것이고, 살아 있다는 것 자체로 가치가 있다. 사람의 정신과 뇌의 기능은 오묘한 것이어서 단순히 물리적으로 또는 의학적으로만 판단하기 어려운 측면이 있음은 누구도 부인하기 어렵다. 지속적 식물인간 상태로 10여 년 이상의 장기간이 지난 후에 의식이 회복된 예도 있고, 자발호흡이 없어 인공호흡기를 제거하면 곧 사망에 이를 것이라는 판단 아래 인공호흡기를 제거하였으나 수년간을 더 생존한 예도 있음을 우리는 알고 있다.

다수의견은 의료계약의 본질과 특성에 반하여 환자가 의료인에게 특정한 의료행위 또는 치료방법을 시행할 것을 강요하는 결과로 될 뿐만 아니라, 사망에 근접한 경우로 볼 수 있는 범위를 지나치게 확장하여 인정함으로써 오히려 생명의 침해를 용인하는 결과로 될 위험이 있는 것이어서 부당하다. 이상의 이유로 다수의견에 찬동하지 아니한다.

7. 연명치료 중단의 허용기준에 대한 대법관 김지형, 대법관 차한성의 보충의견

(가) 대법관 이홍훈, 대법관 김능환의 반대의견(이하 '반대의견'이라고만 한다)은, 환자가 자기결정권을 행사하여 생명유지장치의 삽입 또는 장착을 거부하는 것은 특별한 사정이 없는 한 허용되지만 이미 생명유지장치가 삽입 또는 장착되어 있는 환자가 생명유지장치의 제거를 요구하는 것은 특별한 사정이 없는 한 자살로 평가되므로 원칙적으로 허용되지 않고, 다만 환자가 '돌이킬 수 없는 사망의 과정에 진입한 경우'에는 생명유지장치의 제거를 요구하는 것도 허용된다고 하면서, 여기서 '돌이킬 수 없는 사망의 과정에 진입한 경우'라 함은 생명유지장치가 삽입, 장착되어 있는 상태에서도 비교적 아주 짧은 기간 내에 사망할 것으로 예측, 판단되는 경우를 말하는데, 이 사건 원고의 경우에는 여기서 말하는 돌이킬 수 없는 사망의 과정에 진입하지 않았으므로 더 나아가 살필 필요 없이 원고의 청구를 인용할 수 없다는 취지이다.

이러한 반대의견의 논리는, '돌이킬 수 없는 사망의 과정'을 다수의견에서 정의하고 있는 '회복불가능한 사망의 단계'보다 더 범위를 좁히고 그 이후에는 연명치료의 중단이 허용될 수 있지만, 그 이전에는 연명치료의 중단이 생명 침해에 해당하므로 허용될 수 없다는 것이나, 위와 같은 반대견해는 타당하지 않다.

(나) 반대의견은 돌이킬 수 없는 사망의 과정에 이르기 전의 상태를 응급 상태와 마찬가지로 보아 응급의료에 관한 법률에 의하여 연명치료의 중단이 허용될 수 없다고 보

고 있다. 응급의료에 관한 법률이 '응급환자의 발생부터 생명의 위험에서 회복되거나 심신상의 중대한 위해가 제거되기까지의 과정에서 응급환자를 위하여 행하여지는 응급처치 등'을 응급의료라고 정의하고 있다.

그런데 다수의견에서 정의하는 '회복불가능한 사망의 단계'에 이른 환자에 대한 연명치료는, 환자를 생명의 위험에서 회복시키거나 심신상의 중대한 위해를 제거할 수 없는 상태에서 이루어지는 것이므로 이를 응급의료에 관한 법률의 적용을 받는 응급의료라고 볼 수 없고, 따라서 회복불가능한 사망의 과정에 이른 환자에 대하여 연명치료를 보류하거나 중단하는 것이 응급의료를 거부 내지 기피하는 것으로 평가될 수 없다고 봄이 타당하므로 응급의료에 관한 법률을 연명치료 중단이 불허되어야 한다는 논거로 삼는 것은 타당하지 않다.

(다) 환자의 의사에 의하여 진료를 중단하는 것이 환자의 생명을 침해하는 것인지에 관하여 반대의견은 환자가 현재 진료를 받고 있는 상태를 기준으로 하였을 때 죽음과 시간적으로 가까운 경우와 그렇지 않은 경우를 달리 취급하고 있다.

그러나 생명권은 모든 인간에게 인정되는 기본권 중의 기본권으로서 사망이 임박하여 생명이 얼마 남지 아니한 환자라 하더라도 생명권의 주체가 되는 것이므로, 어떠한 행위가 인위적으로 생명을 단축시키는 행위로서 살인이나 자살로 평가될 수 있다면, 생명 단축 기간이 얼마인지에 따라서 살인이나 자살인지의 여부에 대한 법적 평가가 달라지지 아니한다.

반대의견에서 연명치료 중단을 허용하는 '돌이킬 수 없는 사망의 과정'에 진입한 환자 중에는 장기 등 이식에 관한 법률에서 정하는 뇌사로 추정조차 되지 않는 환자도 포함되어 있는 바, 이러한 환자는 여전히 살아 있는 사람으로서 당연히 생명권의 주체가 된다 할 것이며, 그 환자를 생명권의 보호 범위에서 배제할 수 없다 할 것이다.

그럼에도 불구하고, 반대의견은 사망에의 시간적 근접성만을 이유로 단계를 구분하고 그 이전 단계에서는 이미 장착된 치료장치의 제거를 요구하는 것은 일반적으로 자살이라고 하면서도, 그 이후 단계에서는 같은 행위가 생명침해에 해당하지 아니한다고 보는 것이어서, 이러한 반대의견의 논리는 살인이나 자살에 관한 일반적인 법리에 어긋난다.

(라) 따라서 치료의 중단이 허용되는 것인지 여부는 단순히 사망과의 시간적 근접성을 기초로 판단할 것이 아니라 환자의 자기결정권에 의한 치료의 중단이 사회상규에 비추어 자살이라고 평가될 수 있는 것인지에 초점을 맞추어 판단하여야 한다.

인간의 존엄과 가치 및 행복을 추구할 권리는 우리 헌법상의 최고목적조항으로서 헌법상 모든 기본권의 보장을 통하여 추구하고자 하는 최고의 가치라 할 것이고, 이러한 인간의 존엄과 가치 역시 모든 인간이 향유할 수 있는 기본권이므로, 의식의 회복가능성이 없는 환자라 하더라도 남은 삶에 있어 인간으로서의 존엄과 가치를 누릴 수 있다.

한편, 죽음이란 삶을 살아가는 인간이 피할 수 없는 인간 실존의 한 영역이고 이러한 의미에서 죽음이란 삶의 마지막 과정에서 겪게 되는 삶의 또 다른 형태라 할 것이므로, 모든 인간은 죽음을 맞이하는 순간까지 인간으로서의 존엄과 가치를 보존할 권리를 보장받아야 한다.

따라서 진료가 의학적으로 무의미하고 오히려 진료에 의하여 인간으로서의 존엄과 가치가 침해되는 것으로 인정될 수 있으며 환자가 명시적으로 자기결정권을 행사한 경우나 이를 추정할 수 있는 경우에 진료를 중단하는 것은, 인위적으로 생명을 침해하는 것이 아니라 오히려 인위적인 신체 침해 행위에서 벗어나 환자의 생명을 환자 자신의 자연적인 신체상태에 맡기도록 하는 것으로서 이를 자살로 평가할 수 없다 할 것이다.

진료가 의학적으로 무의미한 것인지 여부를 판단함에 있어서는 사망과의 시간적 근접성보다는 중단을 요구하는 대상인 진료행위 자체의 특성을 고려하여야 한다. 사망의 단계에 진입하였고 그 단계에서 회복될 수 없는 환자에게 신체를 침해하면서 행하여지는 진료는 의학적으로 무의미하다고 판단하는 것이 사회상규에 부합한다.

그러나 '회복불가능한 사망의 단계'에 진입하였다는 사정만으로 모든 환자에 대한 연명치료가 인간으로서의 존엄과 가치를 해하는 것으로 볼 수는 없다. 환자의 가치관이나 신념 등에 따라 신체 침해를 수반하는 연명치료의 계속이 인간으로서의 존엄과 가치를 해하는 것으로 받아들일 것인지 여부가 달라질 수 있고, 따라서 진료행위를 계속할 것인지 여부에 관한 환자의 결정권이 존중되어야 한다는 의료계약의 일반원칙이 배제되는 것은 아니며, 의료인은 연명치료의 중단을 구하는 환자의 사전의료지시나 추정적 의사가 인정되는 경우에 비로소 연명치료의 중단의무를 부담한다.

(마) 다만, 사람의 생체기능은 모두 직 · 간접적으로 생명현상 유지와 관련되어 있으므로 '회복불가능한 사망의 단계'를 생체기능을 유지하기 위한 조치의 중단에 의한 사망 가능성이라는 개념으로만 접근하면, 단순히 영양이나 수액을 공급하는 등 기본적인 보살핌을 하는 것만으로도 생존이 가능한 경우까지 '회복불가능한 사망의 단계'에 포함되는 것으로 확장해석될 수 있다. 이러한 이유로 생명현상 유지에 필수적인 기능으로서 그 기능을 상실하는 경우 짧은 시간 내에 사망에 이를 수 있는 생체기능으로 제한하는 것이지, 반대의견과 같이 사망과 시간적으로 근접하고 있다는 사정만으로 진료가 의학적으로 무의미하다거나 진료의 중단을 정당화시켜 주는 것은 아니다.

호흡기능은 인공호흡기에 의하여 상당 기간 유지될 수 있기 때문에 호흡 기능이 영구적으로 정지되어 있다는 것만으로는 회복불가능한 사망의 단계에 진입하였다고 평가할 수 없다는 취지로 반대의견을 해석할 수도 있을 것이다.

그러나 호흡 기능과 혈액순환 기능, 그리고 이를 조율하는 뇌간의 기능은 서로 유기적으로 작용하여 생명현상을 유지시키는 핵심적인 기능이고, 그 중 하나의 기능이 상실되는 경우 나머지 기능들도 순차적으로 기능을 상실하여 결국 사망에 이르게 되며, 일단 위 기능들 중 하나라도 영구적으로 상실된 경우에는 장기이식 등 극히 이례적인 진료방법을 동원하지 않고는 사망에 이르는 결과를 회피할 수 없다. 이런 점에서 호흡 기능, 혈액순환 기능, 뇌간의 기능이 순차적으로 상실되는 과정은 사망이라는 일련의 과정 중에서도 가장 핵심적인 과정이라 할 것이다.

따라서 호흡기능을 영구적으로 상실한 경우에는 회복불가능한 사망의 단계에 진입한 것으로 보아야 할 것이다.

(바) 반대의견은, 지속적 식물상태에서 10여 년 이상의 장기간이 지난 후에 의식이 회복된 사례와 자발호흡에 의한 생존이 불가능하다고 판정되었으나 이후 인공호흡기를 제거하고도 수년간을 자발호흡에 의하여 생존이 가능하였던 사례를 들어 회복불가능한 사망의 단계를 의학적으로 판단하기 어렵다고 비판하고 있다.

다수의견은 회복불가능한 사망 단계에 진입한 경우에 한정하여 판단하고 있으므로, 반대의견이 들고 있는 사례 중 지속적 식물상태 환자의 사례는 다수의견이 제시하고 있는 사안을 벗어난 논의라 할 것이고, 나머지 사례는 인공호흡기의 장착 자체가 오히려 불필요한 신체 침해였던 사안이므로 이를 이유로 다수의견을 비판하는 것은 적절하지 않다.

(사) 다수의견에서 명시한 바와 같이, 환자의 신체 침해를 수반하는 구체적인 진료행위가 환자의 동의를 받아 제공될 수 있는 것과 마찬가지로, 그 진료행위를 계속할 것인지 여부에 관한 환자의 결정권 역시 존중되어야 하며, 환자가 그 진료행위의 중단을 요구할 경우에 원칙적으로 의사는 이를 받아들이고 다른 적절한 진료방법이 있는지를 강구하여야 하는 것은 의료계약의 본질에 따른 당연한 귀결이고, 다만 생명과 관련된 진료에 한하여 위와 같은 의료계약의 본질에 대한 예외로서 환자의 자기결정권 행사가 제한될 수 있을 뿐이므로, 이와 다른 전제에서 회복불가능한 사망의 단계에 들어선 환자에 대하여 생명유지장치를 제거하는 방법으로 연명치료를 중단하는 것을 허용하면 의료계약의 본질과 특수성에 반하여 환자가 의료인에게 특정한 진료행위를 하도록 강요하는 것이어서 부당하다는 취지의 반대의견도 받아들이기 어렵다.

회복불가능한 사망의 단계에 들어선 환자에 대하여 질병 치료의 효과가 없는 연명치료를 계속하는 것이 의학적으로 의미가 있다고 할 수 없음에도 생명유지장치를 제거하는 방법으로 연명치료를 중단하는 것을 금지시키고 그 연명치료를 받도록 하는 것이 질병치료를 주된 목적으로 하는 의료계약의 본질에 부합하는 것이라고 볼 수는 없다고 생각된다.

(아) 위와 같이 회복불가능한 사망의 단계에 관한 다수의견의 견해가 정당한 이상, 연명치료를 거부하는 것과 연명치료 중단을 요구하는 것을 달리 취급할 것인지 여부는 이 사건의 결론에 영향을 미치지 아니한다.

연명치료의 중단이 환자의 현재 상태에 인위적인 변경을 가하여 생명을 단축시킨 것이므로 이를 자살로 보아야 한다는 반대의견에 대하여는 다음과 같은 문제점이 있을 수 있음을 지적하여 둔다.

반대의견은 연명치료의 거부와 달리 연명치료의 중단의 경우에는 '생명유지장치가 삽입 또는 장착되어 있는 환자로부터 생명유지장치를 제거'한다는 점을 중시하여 이를 자살로 평가하는 것으로 보인다. 그러나 더 이상 진료를 받지 않겠다는 의도에서 연명치료를 거부하는 것이나 연명치료의 중단을 요구하는 것은 규범적인 측면에서 차이가 있다고 보기 어렵다. 중요한 것은 생명유지장치를 가동시켜야 할 의무가 있는지 여부이며, 만약 생명유지장치를 가동시켜야 할 의무가 있다면 환자의 요구에 의하여 그 가동을 중단한 행위나 환자의 거부에 따라 그 가동을 위한 장착을 하지 아니한 행위나 모두 그 의무를 위반한 행위로서 동일하게 평가되어야 할 것이며 규범적인 면에서 본질적인 차이가 있다고 할 수 없다. 예를 들어, 여호와의 증인 환자가 수혈을 거부하는 것과 의식이 없는 상태에서 수혈이 시작되었으나 이후 의식을 회복하여 수혈의 중단을 요구하는 것 사이에 차이가 있다고 보기 어렵다.

그뿐 아니라, 연명치료는 생명유지장치의 지속적인 가동에 의하여 계속적으로 이루어지는 것으로서 그 장치를 제거하는 것을 현재의 상태에서 보면 연명치료의 중단으로 볼 수 있지만, 장래의 상태에서 보면 연명치료의 거부로 볼 수 있으므로, 연명치료의 거부와 중단이 개념적으로 명확히 구분되는 것도 아니다.

그럼에도 불구하고, 연명치료의 거부와 연명치료의 중단을 구분하고 이를 규범적으로 달리 평가하여 후자의 경우에만 자살로 평가하여야 한다는 반대의견에는 찬성하기 어렵다.

(자) 위에서 본 바와 같이 환자의 신체상태를 기초로 회복불가능한 사망의 단계에 들었는지 여부를 판단하고 그 이후의 단계에 들어선 환자에 대하여는 사전의료지시, 환자의 추정적 의사 등에 의하여 연명치료를 중단할 수 있다고 판단한 다수의견은 정당하다.

8. 연명치료 중단에 관한 법적 판단절차에 대한 대법관 김지형, 대법관 박일환의 별개의견

(가) 연명치료의 중단은 연명치료를 계속하는 것이 오히려 환자의 인간으로서의 존엄과 가치를 침해하는 상황에서 환자의 의사가 추정되는 경우에 한하여 허용되는 것이므로, 연명치료의 중단이 허용되는지 여부에 관한 판단이 실효성 있는 법적 절차에 의하여 신중하면서도 적절한 시기에 내려지게 함으로써 인간으로서의 존엄과 가치라는 중대한 기본권 침해에 대한 구제절차가 유효적절한 방법으로 이루어질 수 있도록 할 필요가 있다.

이러한 문제의식을 바탕으로 하여 연명치료 중단의 허용 여부를 결정하기 위한 적정한 법적 절차에 관하여 다음과 같이 별개의견을 밝히고자 한다.

(나) 환자의 사전의료지시가 없는 상태에서 회복불가능한 사망의 단계에 진입한 경우의 연명치료 중단과 관련하여, ① 환자 측에서 연명치료 중단을 요구하고 의료인도 전문의사 등으로 구성된 위원회 등의 판단에 따라 환자가 회복불가능한 사망의 단계에 이르렀고 현 상태에서 연명치료 중단에 동의할 것으로 추정된다고 판단하는 경우와 ② 환자 측은 연명치료 중단을 요구하였으나 의료인은 환자가 연명치료의 중단이 허용되는 회복불가능한 사망의 단계에 이르지 않았거나 환자의 추정적 의사가 불분명하다고 판단하여 연명치료 중단 요구를 거부하는 경우가 있을 수 있다.

우선 위 ②의 경우 환자 측의 요구가 연명치료 중단의 요건을 갖추었는지 여부에 관하여 어떠한 형식으로든 최종적인 분쟁해결기관인 법원의 판단이 필요하다. 이와 달리 위 ①의 경우에는 다수의견이 제시하는 바와 같이 여러 사람의 전문적인 의견을 종합하여 신중한 절차를 거친 후 의료인이 환자 측의 요구를 받아들여 연명치료 중단을 실행할 수는 있고, 따라서 환자 측의 요구가 연명치료 중단의 요건을 충족하는 점에 대하여 조금의 의문도 없는 경우에는 법원의 개입이 필요하지 않을 수 있을 것이다.

그러나 문제는 위 ①의 경우에도 의료인이 연명치료 중단을 실행한 것과 관련하여 법적 책임으로부터 완전히 자유로울 수는 없다는 점이다. 연명치료의 중단에 관한 법적 절차와 효력 등을 정하고 있는 입법이 마련되어 있지 않은 현재의 상황에서, 의료인이 나름대로 신중한 절차를 거쳐 연명치료 중단을 실행하였다는 사정만으로 의료인에게 면책을 인정하는 것은, 환자의 생명권의 보호에 관한 중대한 사항을 의료인의 판단에만 전적으로 맡겨버리는 셈이 되어, 결코 적정하다고 말할 수 없을 것이다. 결국, 의료인이 신중한 절차를 거쳐 연명치료를 중단한다 하더라도, 사후적으로 환자 본인이 회복불가능한 사망의 단계에 이르지 않았다거나 환자 본인의 추정적 의사가 불분명한 것으로 판명되어 의료인이 민·형사상 책임을 지게 될 가능성을 배제할 수는 없다. 이와 같이 법원의 사후적 평가에 의하여 형사책임까지 부담할 가능성이 배제되지 않은 상태에서는 의료인은 환자 측의 요구에 대하여 방어적인 태도를 취할 수밖에 없고, 조금이라도 문제될 여지가 있으면 연명치료 중단을 실행하는 것을 주저할 것이다.

현재 환자 측의 요구에도 불구하고 연명치료 중단에 소극적인 의료계의 실상도 이러한 맥락에서 이해될 수 있고, 위와 같이 사후판단에 의하여 법적 책임을 지게 될 가능성에 대한 불안은 절차적 요건이 마련되지 않은 상태에서 실체적 요건을 제시하는 것만으로는 근본적으로 해소되기 어렵다. 따라서 위 ①의 경우에도 많은 사안에서 어떠한 형식으로든 법원의 사전판단을 받을 수 있는 절차를 거칠 수 있다면 연명치료 중단과 관련한 법률관계의 안정에 커다란 도움이 될 수 있다 할 것이다.

회복불가능한 사망의 단계에 이른 환자에 대하여 연명치료를 계속하는 것이 오히려 인간으로서의 존엄과 가치를 해하는 경우가 있을 수 있고 그러한 경우에 연명치료의 중단이 허용되는 것이다. 그런데 바로 이 사건에서 확인되는 바와 같이 통상적인 소송절차는 엄격한 절차를 준수하여야 하고 그로 인하여 상당한 비용과 시간이 소요될 수 있으므로 연명치료의 중단을 위하여 반드시 소송절차를 거쳐야 한다면 객관적으로 연명치료의 중단이 허용되는 경우에 해당한다 하더라도 환자의 인간으로서의 존엄과 가치가 침해되는 상태가 장기간 방치되는 결과에 이를 수 있다. 이는 환자의 생명권을 최대한 보호하되 환자의 인간으로서의 존엄과 가치를 해하는 연명치료에 관하여는 보다 적정하고 신속한 절차를 통하여 법원의 사전판단을 받음으로써 침해 상태를 배제할 것을 구하는 환자들이나 병원 측의 요청을 외면하는 결과가 될 수 있다.

이 사건의 경우 민사소송의 형태로 소가 제기되었으므로 다수의견과 같이 민사소송 절차에서 연명치료 중단의 실체적 허용기준만 제시하더라도 결론을 도출하는 데에 지장은 없다. 그러나 연명치료 중단의 허용 여부에 대한 법적 불안정을 제거하고 환자가 적정하고 신속하게 인간으로서의 존엄과 가치에 대한 침해로부터 구제받기 위하여는 소송절차에 의하지 아니하고도 법원의 판단을 구할 수 있는 절차가 있다면 이에 관하여도 명시할 필요가 있다. 그러므로 현행법의 해석상 가능한 범위 내에서 적정하고 신속하게 법적 판단을 받을 수 있는 절차에 관하여 살펴보고자 한다.

(다) 환자의 사전의료지시가 없는 상태에서 회복불가능한 사망의 단계에 진입한 경우에는 환자가 의식의 회복가능성이 없으므로 더 이상 환자 자신이 직접 자기결정권을 행사하여 진료행위의 내용 변경이나 중단을 요구하는 의사를 표시할 것을 기대할 수 없다. 이러한 상태에 있는 환자는 법적으로 심신상실의 상태에 있는 자로 보아야 할 것이다.

민법상 심신상실의 상태에 있는 자에 대하여는 금치산을 선고할 수 있으며(민법 제12조), 금치산이 선고된 경우에는 후견인을 두게 되는데, 그 후견인은 금치산자의 법정대리인이 되며, 금치산자의 재산관리에 관한 사무를 처리하는 외에, 금치산자의 요양, 감호에 관하여 일상의 주의를 기울여야 하는 의무를 부담한다(민법 제947조 제1항).

따라서 후견인은 금치산자의 요양을 위하여 금치산자를 대리하여 의사와 의료계약을 체결할 수 있음은 당연하며, 비록 자기의 생명과 신체의 기능을 어떻게 유지하는지에 대하여 스스로 결정하는 권리는 일신전속적인 것이라고 하더라도, 후견인은 의료계약의 법정대리인으로서, 그리고 금치산자의 요양에 관한 후견적 사무를 처리하는 자로서, 그 의료계약 과정에서 이루어지는 수술 등 신체를 침해하는 행위에 관하여는 의사로부터 설명을 듣고 금치산자를 위한 동의 여부에 관한 의사를 표시할 수 있고, 마찬가지로 진료행위가 개시된 후라도 금치산자의 최선의 이익을 위하여 필요하다고 인정되는 범위 내에서는 그 진료행위의 중단 등 의료계약 내용의 변경을 요구하는 행위를 할 수 있다고 봄이 상당하다. 응급의료에 관한 법률 제9조 제2항은 응급의료종사자는 응급환자가 의사결정능력이 없는 경우 법정대리인이 동행한 때에는 그 법정대리인에게 응급의료에 관하여 설명하고 그 동의를 얻도록 규정하고 있는데, 이와 같이 긴급성을 요하는 응급의료의 영역에서도 법정대리인의 동의권을 법률로 보장하는 취지에 비추어 보면, 생명과 관련된 진료에 있어서도 일반적 진료와 마찬가지로 금치산자의 이익을 보호하는 범위 내에서 후견인의 동의권이 인정된다고 해석하는 것이 상당하다. 다만, 후견인의 요양·감호에 관한 임무는 후견인 자신을 위한 것이 아니라 피후견인인 금치산자의 보호를 위한 것이므로, 금치산자의 후견인이 요양·감호에 관한 임무에 기초하여 동의권을 행사하거나 진료행위의 변경을 요구하는 경우에는 금치산자 본인의 가치관이나 신념에 기초하여 객관적으로 금치산자에게 최선의 이익이 되는 결정을 하여야 한다.

더구나 진료행위가 금치산자 본인의 생명과 직결되는 경우에는 그 중단에 관한 환자 본인의 자기결정권이 제한되는 것과 마찬가지로 후견인의 행위는 제한되어야 한다. 그뿐 아니라, 환자의 자기결정권에 의한 연명치료 중단이 허용될 수 있는 경우라고 하더라도 후견인이 금치산자의 생명에 관한 자기결정권 자체를 대리할 수는 없으므로 후견인의 의사만으로 그 연명치료의 중단이 허용된다고 할 수 없다. 민법 제947조 제2항 본문이 “후견인이 금치산자를 사택에 감금하거나 정신병원 기타 다른 장소에 감금치료

함에는 법원의 허가를 얻어야 한다."고 규정하고 있는 것도 비록 금치산자의 생명 내지 건강이라는 법익을 보호하기 위하여 치료가 필요하더라도 금치산자의 행동의 자유라는 다른 중대한 법익을 제한하는 경우에는 금치산자를 위한 최선의 판단인지 여부에 관하여 법원의 판단을 받도록 한 것임을 알 수 있다. 하물며 금치산의 이러한 행동의 자유보다 훨씬 막중한 법익으로서 금치산자의 생명권의 보호와 직결되는 사항에 관하여 법원의 적정한 판단이 필요할 것임은 두말할 나위가 없을 것이다. 그렇다면 회복불가능한 사망의 단계에 이른 경우에 이루어지는 연명치료의 계속이 금치산자인 환자 본인에게 무익하고 오히려 인간으로서의 존엄과 가치를 해칠 염려가 있어 이를 중단하는 것이 환자 본인의 이익을 보호하는 것이라고 하더라도, 이는 항상 금치산자인 환자 본인의 생명 보호에 관한 법익 제한의 문제를 낳을 우려가 있으므로, 위 규정을 유추 적용하여 후견인은 의료인에게 연명치료의 중단을 요구하는 것이 금치산자의 자기결정권을 실질적으로 보장할 수 있는 최선의 판단인지 여부에 관하여 법원의 허가를 받아야 한다고 봄이 상당하고, 이에 관하여는 가사소송법, 가사소송규칙, 비송사건절차법 등의 규정에 따라 가사비송절차에 의하여 심리 · 판단을 받을 수 있다 할 것이다.

이 경우에 법원은 금치산자가 회복불가능한 사망단계에 이르렀고, 금치산자의 평소 가치관이나 신념 등에 비추어 연명치료를 중단하는 것이 객관적으로 금치산자의 이익에 부합한다고 인정되며 금치산자에게 자기결정권을 행사할 수 있는 기회가 주어지더라도 연명치료의 중단을 선택하였을 것이라고 보는 것이 합리적이고 사회상규에도 부합되어 연명치료 중단에 관한 금치산자의 의사를 추정할 수 있는 경우에 허가를 할 수 있다. 금치산자가 회복불가능한 사망단계에 이르렀는지 여부에 관하여는 주치의의 소견뿐 아니라 다수의견 1의 다의 (4)항에서 본 바와 같은 위원회의 판단, 사실조회, 진료기록 감정 등에 나타난 다른 전문의사의 의학적 소견 등을 종합하여 신중하게 판단하여야 하고, 금치산자의 의사 추정도 민사소송절차에서의 허용기준과 마찬가지로 객관적으로 이루어져야 한다.

한편, 이와 같이 비송절차에 의하여 연명치료 중단에 관한 법원의 허가를 받는 것이 가능하다고 하더라도, 환자 측이 반드시 비송절차에 따른 허가를 받아야 하는 것은 아니고 소송절차에 의하여 기판력 있는 판결을 구하는 것도 가능함은 물론이다.

(라) 이와 같이 민법 제947조 제1항, 제2항에 따라 연명치료 중단의 허용 여부에 관한 법원의 사전판단을 받게 하면, 의료인 측의 판단절차에 맡기는 것에 비하여 적정하고 법적 구속력 있는 판단을 받을 수 있고, 소송절차에 의하는 것보다 간이하고 신속한 절차를 통하여 연명치료 중단에 관한 당사자의 법적 불안정을 제거할 수 있다.

다만, 현재 법원의 기능과 조직에 비추어 연명치료 중단이 문제되는 많은 사건에서 가정법원이 이러한 역할을 담당하는 것이 적절한지에 관하여 의문이 있을 수 있고, 이는 의료인이 법적 책임에 대한 부담감으로 인하여 법원의 사전판단을 받기를 선호하는 경우에는 더욱 문제될 수 있다. 그러나 생명권은 기본권 중의 기본권이므로 생명과 관련된 진료행위를 중단함에 있어서는 최대한 신중을 기하여야 한다는 측면에서 보면, 혹시라도 환자 본인의 의사가 제대로 반영되지 아니한 환자 측과 의료인의 판단만으로 연명치료 중단을 결정할 수 있는 여지를 없애고 법률이 정한 절차에 의한 법원의 사전판단을 받도록 함으로써 생명존중과 적정의료 등의 목적을 동시에 달성할 수 있으며, 이러한 연명치료 중단 요구에 대한 허가는 현행법상 인정되는 가정법원의 후견적 기능이 가장 필요한 법적 영역이라고 할 것이다. 뿐만 아니라, 연명치료 중단의 요건을 충족하였는지 여부에 대하여 환자 측과 의료인 및 위원회의 판단이 일치하는 경우 회복불가능한 사망 단계에 이르렀는지 여부 등 객관적인 요건에 대한 심리의 부담이 그리 크지 않을 것이며, 환자 측과 의료인의 판단이 서로 다른 경우에는 어차피 쟁송절차에 의한 법원의 판단을 요할 것이므로 전체적으로 법원의 부담도 크게 증가되지 않을 것으로 보인다.

(마) 이 사건의 경우 원고가 위 허가절차를 거치지 아니하고 연명치료 중단에 관하여 직접 민사소송을 제기하였으나, 이러한 쟁송절차가 배제되어야 한다는 것이 아님은 앞서 본 바와 같고, 다만 반드시 쟁송절차에 의하지 않더라도 비송절차에 의한 법적 판단을 받을 수 있는 절차가 가능하다는 점을 이상의 이유를 들어 별개의견으로 밝혀 둔다.

대법원장 이용훈(재판장) 대법관 김영란 양승태 박시환 김지형 이홍훈 박일환 김능환(주심) 전수안 안대희 차한성 양창수 신영철

부록 2

환자의 연명의료 자기결정에 관한 권고

모든 환자는 적절하게 치료를 받으며, 자신이 앓고 있는 상병(傷病)의 상태와 예후 그리고 시행할 의료에 대해서 분명하게 알고 스스로 결정할 권리가 있다.

수없이 많은 생명과 건강에 도움을 준 의학과 의료가 오히려 임종 기간을 연장할 뿐인 사례가 있음을 인정한다. 의료인은 환자에게 적절한 치료와 함께 환자의 자기결정권 행사를 위하여 자세하고 정확한 정보를 제공하고 환자의 정당한 결정을 존중하여야 한다.

환자가 연명의료 대신 호스피스-완화의료를 선택할 수도 있도록 정부와 사회는 적극적으로 제도를 마련하고 지원하여야 한다.

1. 대상 환자

연명의료에 대한 결정의 대상이 되는 환자란 회생 가능성이 없고, 원인 치료에 반응하지 않으며, 급속도로 악화하는, 즉 의학적으로 임종기(臨終期)에 있는 환자를 의미한다. 환자의 의학적 상태에 관하여는 2인 이상의 의사(담당의사와 담당의사가 아닌 전문의 1인을 말한다. 이하 같다.)가 판단한다.

2. 대상 의료

결정할 수 있는 연명의료는 전문적인 의학 지식과 기술, 장비가 필요한 특수 연명의료로 제한한다. 예를 들어 심폐소생술, 인공호흡기, 혈액투석, 항암제 투여 등이다. 통증 조절이나 영양 공급, 물 공급, 단순 산소 공급 등 일반 연명의료는 중지할 수 없다. 환자는 무의미한 연명의료 대신 호스피스-완화의료를 선택할 수 있다.

3. 환자의 의사(意思) 확인

환자의 명시적인 의사를 존중한다. 환자가 현재 또는 곧 닥칠 상태에 대하여 충분히 정보를 가지고 이성적으로 판단하여 의사와 함께 작성한 연명의료계획서(Physician Order for Life-Sustaining Treatment, POLST)를 명시적 의사표시 방법으로 권유한다. 더불어 충분히 정보를 가지고 이성적으로 판단하여 작성한 사전의료의향서(Advance Directives, AD, 생전유서를 포함한다)는 담당의사(또는 병원윤리위원회)가 그 의사(意思)의 진실성을 확인하면, 환자의 의사로 인정한다.

환자의 명시적 의사는 없지만 예전에 작성한 사전의료의향서가 있거나 가족(배우자, 직계비속, 직계존속에 한한다. 이하 같다.) 2인 이상이 환자의 의사에 대하여 일치하는 진술을 하는 때에는 의사 2인(또는 병원윤리위원회)이 환자의 의사로 추정하여 인정할 수 있다.

환자의 명시적 의사표시도 없고 환자의 의사를 추정할 수도 없다면, 법정대리인이나 후견인, 성년후견인 등의 적법한 대리인 그리고 가족 모두가 동의하여 환자를 대신하여 최선의 조치를 결정할 수 있다. 환자를 대신한 결정은 의사 2인(또는 병원윤리위원회)이 합리적인지를 확인하여야 한다. 환자를 대신할 사람이 없으면 병원윤리위원회가 최선의 조치를 결정할 수 있다.

연명의료결정과 관련한 의사표시 방법

환자의 의사	확인 방법
명시적 의사	1. 연명의료계획서 2. 사전의료의향서 + 담당의사(또는 병원윤리위원회) 확인
의사 추정	1. 평소 사전의료의향서 + 의사 2인(또는 병원윤리위원회) 확인 2. 가족 2인 이상의 진술 + 의사 2인(또는 병원윤리위원회) 확인
대리결정	1. 적법한 대리인의 결정 + 의사 2인(또는 병원윤리위원회) 확인 2. 가족 전원의 동의 + 의사 2인(또는 병원윤리위원회) 확인 3. (대리인이 없다면) 병원윤리위원회의 결정

4. 제도화 방법

연명의료 중지에 관한 제도화로써 입법을 권고한다. 입법의 형태, 즉 특별법의 제정 또는 관련된 기존 법률(예: 장기 등 이식에 관한 법률, 보건의료기본법)의 개정 여부는 추후 연구에 맡긴다.

5. 기타

이 권고안은 공청회에서 논의할 자료로써 마련한 임시 권고(안)이다. 이 권고안은 「무의미한 연명의료 제도화 논의를 위한 특별위원회」의 모든 구성원이 찬성하지는 않았다. 일부 위원은 특정 내용에 반대하거나 의견을 유보하기도 하였다. 일일이 표시하지는 않았다.

「특별위원회」는 공청회에서 제시되는 의견을 참고하여, 2013년 7월에 최종 권고안을 「국가생명윤리심의위원회」에 제출할 예정이다.

2013 5.

특별위원회 위원장 이윤성